中国医学临床百家·病例精解

首都医科大学附属北京友谊医院

重症医学科常见疾病

病例精解

段美丽 / 主　编

U0333112

科学技术文献出版社

SCIENTIFIC AND TECHNICAL DOCUMENTATION PRESS

·北京·

图书在版编目（CIP）数据

首都医科大学附属北京友谊医院重症医学科常见疾病病例精解/段美丽主编. —北京：科学技术文献出版社，2020.4（2024.11重印）

ISBN 978-7-5189-5219-9

Ⅰ.①首… Ⅱ.①段… Ⅲ.①险症—病案—研究 Ⅳ.①R459.7

中国版本图书馆 CIP 数据核字（2019）第 025860 号

首都医科大学附属北京友谊医院重症医学科常见疾病病例精解

策划编辑:王梦莹 责任编辑:彭 玉 王梦莹 赵鹏生 责任校对:文 浩 责任出版:张志平

出 版 者	科学技术文献出版社
地 址	北京市复兴路 15 号 邮编 100038
编 务 部	（010）58882938，58882087（传真）
发 行 部	（010）58882868，58882870（传真）
邮 购 部	（010）58882873
官 方 网 址	www. stdp. com. cn
发 行 者	科学技术文献出版社发行 全国各地新华书店经销
印 刷 者	北京虎彩文化传播有限公司
版 次	2020 年 4 月第 1 版 2024 年 11 月第 4 次印刷
开 本	787×1092 1/16
字 数	148 千
印 张	13
书 号	ISBN 978-7-5189-5219-9
定 价	88.00 元

编　委　会

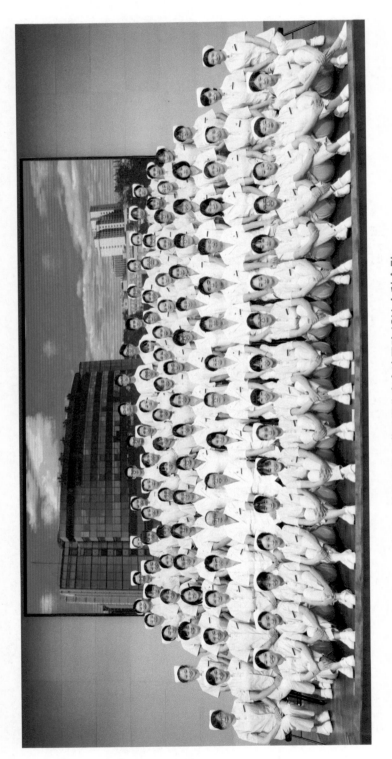

首都医科大学附属北京友谊医院 ICU 全科合影

主 编 简 介

段美丽，教授，博士生导师，主任医师。首都医科大学附属北京友谊医院重症医学科主任。

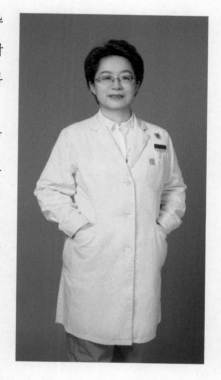

主要社会学术任职：北京市重症医学质量控制与改进中心主任，北京医学会重症医学分会副主任委员，北京医师协会重症医师分会常务理事兼干事长，北京中西医结合学会急救医学专业委员会副主任委员，中国病理生理学会危重病专业委员会委员，中国医师协会重症医师分会委员，中国中西医结合学会重症医学专业委员会常委，中国中西医结合学会急救医学专业委员会常委，首都医科大学危重症医学系副主任。

前　言

　　重症医学的概念可追溯至 19 世纪，南丁格尔提出"将外科术后患者单独治疗和管理"的观点，1854 年克里米亚战争期间为使一些病情严重的伤病员得到更为密切的观察，便在护士站附近集中放置了他们的床位，确立了早期在单独区域内集中护理和治疗危重伤病员的重要性；专门为术后患者设置的"小房间"便是 ICU 的雏形。20 世纪 50 年代脊髓灰质炎流行席卷世界，1952 年丹麦首都哥本哈根发生了脊髓灰质炎大流行，病死率高达 87%，麻醉医生贝尔森在麦迪医院建立了一个 105 张病床的大型治疗单元，使病死率由 87% 下降到 40%。1958 年，Peter Safar 在美国马里兰州建立了世界上第一个具有现代规模的专业性监护单元，正式命名为重症监护病房（ICU）。

　　重症医学专业正式走上现代医学舞台的标志是 1970 年美国重症医学会的建立。1984 年北京协和医院创建我国第一个现代意义的 ICU 病房。20 世纪 80 年代末开始，国内许多医院相继建立 ICU，1997 年中国病理生理学会危重病专业委员会成立，2005 年中华医学会重症医学分会成立，2008 年中国医师协会重症医学分会成立。

　　2008 年 7 月 4 日，国家对重症医学学科进行了认定，重症医学作为临床医学二级学科，学科号 320.58。卫生部要求在医疗机构中增加"重症医学"为一级诊疗科目，颁布《重症医学学科设置与管理规范》，并将重症医学列入医院诊疗科目及职称晋级考试科目。

重症医学是研究危及生命的疾病发生、发展规律及其诊治方法的临床医学学科，是反映和衡量医院抢救水平的标杆，是现代化医院不可或缺的重要组成部分，是医院现代化的标志。这里集中了医院中最危、最急的重症患者。

重症医学可以有效降低病死率。部分导致呼吸、心搏骤停的病理生理过程是可逆的，早期干预有可能改善预后，但由于缺乏专业的团队导致患者病情恶化、死亡。由专业团队早期识别、早期干预，可减少没有预见的并发症和猝死的发生，改善预后。正确把握入 ICU 时机使重症患者更安全。

现在的重症医学科要求：先进的设备，先进的理念，先进的技术，先进的人员。

重症医学的理念和技术涉及多个方面，包括重症感染，血流动力学与重症心脏，重症呼吸，重症肾脏，重症凝血，重症消化（肝脏、胃肠），重症营养，重症神经、精神，重症创伤等。

重症医学具有多学科性，内涵丰富，与人体一样，同样是各个系统并存的。如果只单纯解决某一方面的问题，而不能全面地对患者的疾病和器官功能进行评估、监测，以及治疗，将延长重症患者住院时间、增加医疗费用，且最主要的是将增加病死率。

建立重症医学为主导的医院：不但有利于合理分配医疗资源，也是医疗卫生事业进步的必然结果。随着现代医疗保健的不断进步，人口老龄化越来越突出，重症患者大量增加，对重症医学的需求和规模正在迅速扩大。与此同时，在新的医疗体制改革和分级诊疗制度的推动下，以大学附属医院和城市医疗中心为代表的三级甲等医院的医疗重心必然向重症疾病和疑难疾病转移，建立以重症医学为主导的新型现代化医院势在必行。随着分级诊疗制度的落实，所有患者将首先到社区医院就诊，视病情严重程度决定是否转入上级医院进一步治疗，而三级医院应该成为只接诊严重创伤、重症患者和疑难患者的以重症医学为主导的重症医院（critical care hospital，CCH），这利于集中医疗资源，改善重症患者的预后。

目前，各地各级医院都在不断扩大 ICU 规模，ICU 人力资源的短缺和重症患者数量激增之间的矛盾日益突出，同时重症患者发病的病情突然性和地点的不可预测性，使得边远地域突发重症患者不能及时得到专业的重症治疗，培养出更多掌握重症及相关专业的临床医学理论知识和临床技能，能够运用循证医学的方法，具有疾病预防的观念和整体临床思维能力、解决实际问题和自主学习、提升的能力，能够独立完成重症医学常见疾病及常见危重症的临床诊疗工作的高素质合格临床专科医师，是解决这一矛盾的必经途径。

本书以真实典型病例、疑难病例和罕见病例为切入点，从实际出发，深入剖析诊疗思维方式与诊治技巧，并且延伸到相关的最新理论、知识、进展和指南，让读者通过一个病例获取一系列的知识和经验。病例内容涵盖了重症医学从脓毒症到各个器官功能治疗的方方面面，是临床医师提高实战水平的良师益友。

衷心感谢对本书的出版工作做出辛勤努力的各位同道，相信本书的出版会对我国重症医学事业的积极发展起到推动作用。

由于水平和时间所限，有的内容可能不尽完善，敬请读者斧正。

目　录

001
HELLP 综合征合并脑干
出血一例

病历摘要

患者女性，35岁。主因"停经32^{+3}周，发现血压升高一天"入院。既往体健，规律产检无异常，孕中期无心慌、头晕等症状，患者于入院3周前双下肢水肿，孕31周产检血压120/70 mmHg，尿蛋白（+），入院前1天自测血压偏高，下肢水肿较前明显，入院查血压最高167/100 mmHg，尿蛋白（++），以"子痫前期重度"收入院。入院后结合肝功能异常、血小板进行性下降、贫血等结果，考虑患者存在部分HELLP综合征（Hemolysis, Elevated Liver enzymes and Low Platelets syndrome，HELLP syndrome），继续妊娠风险较大，遂急诊行剖宫产术，手术过程顺利，成功分娩一活婴，

笔记

1

术后安返病房。监测患者血压 127/70 mmHg，脉搏 80 次/分，未诉不适。术后 2 小时测血压 166/98 mmHg，给予对症降压治疗，术后 4 小时患者诉头痛、头晕，血压仍偏高，给予对症脱水及降压治疗，效果不明显，术后 6 小时患者出现嗜睡、呕吐，行头部 CT 检查提示脑干出血（图 1），后逐渐出现意识障碍，行保护性气管插管后转入重症医学科。

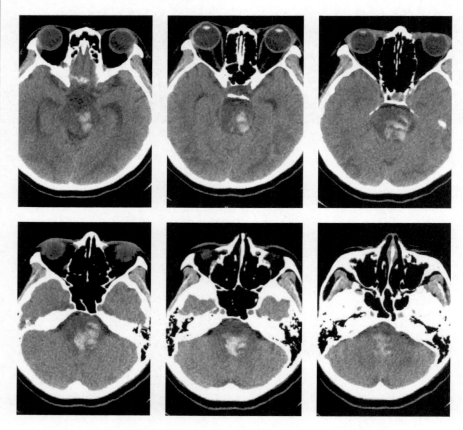

图 1　转入当日头部 CT 提示：中脑脑桥出血，不规则形，
最大横截面积 2.8 cm×1.7 cm

转入后患者呈昏迷状态，双侧瞳孔等大、等圆，直径约 1 mm，对光反射消失，无颈强直、颈抵抗，刺激后可见肢体强直反射，病理征阳性，心肺查体未见异常，腹部伤口加压包扎，宫底平脐，阴

道少量血性恶露。立即请知名神经专科专家会诊，考虑无手术干预指征。给予持续呼吸机辅助通气，对症补液、纠正电解质紊乱、脱水降颅压、抑酸、控制血压、预防深静脉血栓，以及脏器功能支持等治疗。患者有发热，考虑中枢热不除外，给予冰帽及冰毯亚低温疗法，同时积极预防性抗感染，排查感染灶。妇科方面，给予解痉、促进子宫收缩、回奶等对症治疗。转入第3天起，患者逐渐出现眼球不自主活动及眼震，四肢及躯干对疼痛存在反应及抽动，监测脑电双频指数60～90，于发病第5天，患者翻身或疼痛刺激时偶有不自主睁眼，在积极治疗及康复锻炼下，配合中医、中药及针灸辅助，患者神志逐渐完全恢复正常，智力、记忆、情感等未受影响，可遵嘱，左侧肢体肌力4～5级，右侧肢体肌力2～3级，遗留肌力、部分颅神经、共济等异常。复查头部CT脑干出血部位较前明显吸收（图2）。患者呼吸中枢未受影响，但仍存在气道水肿，

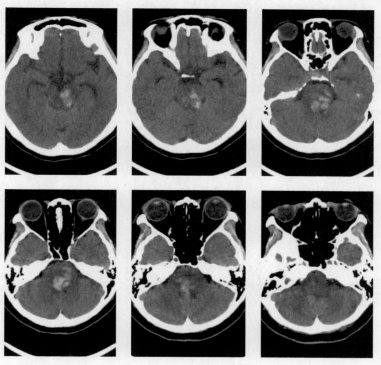

图2　转入1周后复查头部CT：出血部分吸收，仍存在轻度脑水肿

3

咳痰能力欠佳，脱机拔管失败，于发病第 7 天行气管切开术，后期患者病情趋于平稳，复查头部 CT，出血较前明显吸收（图 3），成功拔出气管切开套管并发声。治疗期间患者血小板逐渐升至正常，血红蛋白稳定，肝功能正常，脱离降压药物后血压平稳，曾合并泌尿系感染及肺部感染，但成功控制，予以逐渐加强营养，每日康复锻炼。于转入第 46 天成功转出至专科医院行康复治疗。目前每日配合康复训练，可以沟通并下床活动。

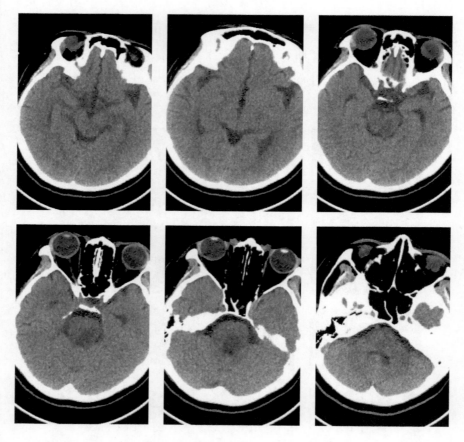

图 3　转入 3 周余复查头部 CT：出血较前明显吸收

病例分析

　　HELLP 综合征是以溶血、肝酶升高、血小板减少为特点的疾病，常危及母儿生命。HELLP 综合征的病因及发病机制尚不清楚，临床表现不典型，易漏诊及误诊，治疗方法仍存在争议，但是其发生、发展迅速，能够引起一系列严重的并发症，造成母儿不良结局及很高的死亡率。HELLP 综合征在妊娠期妇女中的发病率在 0.5% ~ 0.9%。其实验室诊断标准：①外周血涂片有变形红细胞和（或）TBIL > 20.5 μmol/L 和（或）LDH > 240 U/L；②ALT 及 AST 升高；③PLT < 100×10^9/L。符合以上全部可诊断为完全型 HELLP 综合征。符合上述一项或两项可诊断为部分型 HELLP 综合征。本例患者存在乳酸脱氢酶升高、血小板下降表现，但无转氨酶及胆红素明显异常，故诊断为部分型 HELLP 综合征。HELLP 综合征常见的并发症有 DIC、急性肾衰竭和胎盘早剥，其次有严重的腹水、肺水肿、伤口出血或感染、子痫、脑水肿，比较少见的有肝包膜下血肿、肝破裂、肝坏死和反复发生的血栓形成，视网膜脱落、脑梗死、脑出血、胰腺和结肠脓肿罕见。故本例患者出现脑干出血为十分罕见的并发症。HELLP 综合征的治疗是存在争议的，但是可以肯定的是终止妊娠是其治疗的主要手段。该病的预后与病情进展情况、孕周和有无并发症有关。一般来说，产后发生的 HELLP 综合征预后更差。孕妇死亡率是 1% ~ 25%，脑出血、休克等严重并发症可导致孕产妇很快死亡。

　　脑干的功能主要是维持个体生命，包括心跳、呼吸、消化、体温、睡眠等重要生理功能。脑出血是指原发性非外伤性脑实质内出血，占急性脑血管病的 20% ~ 30%，病死率为 30% ~ 40%，常见的病因有：高血压合并细小动脉硬化、动脉瘤、脑动静脉畸形、血液病、梗死后出血、脑淀粉样血管病、颅底异常血管网病、脑动脉炎、抗凝或溶栓治疗、原发或转移脑肿瘤破坏血管等。在脑出血中脑干出血约占 10%，为神经系统急重症，病情常迅速恶化，在 24 ~ 48 小时就可威胁生命，病死率极高。脑干出血量在 3 ml 以下的，死亡率为 70% 左右；脑干出血量在 5 ml 以上的，死亡率为 90% 左右；脑干出血超过 10 ml 的，死亡率为 100%。本例患者脑干出血量为 5 ~ 8 ml，死亡率高。

脑干出血的临床症状常表现为突然发病，剧烈头痛、眩晕、复视、呕吐、眼部体征多见，可表现为突然的自发双眼同时向下抽动，然后再缓慢回到原来位置，即眼球浮动，而双侧瞳孔缩小这一典型脑干体征出现最多见。神经系统体征常表现为运动功能障碍。脑干分为中脑、脑桥及延髓，具体临床表现取决于出血量及出血部位。

1. 脑桥出血：最为多见，多由基底动脉脑桥支破裂所致。

①出血量少，即 < 5 ml，可表现为头痛、头晕，共济失调，侧视麻痹，交叉瘫或四肢瘫；自主神经症状，脑桥腹外侧综合征或闭锁综合征。

②出血量 > 5 ml，常很快进入昏迷，双侧瞳孔针尖样，出现侧视麻痹、四肢瘫痪、去脑强直发作表现，可合并应激性溃疡及中枢性高热，常 48 小时内死亡。

2. 中脑出血：轻型可表现为头晕、复视、眼震，韦伯综合征，红核综合征；重型可出现昏迷，四肢迟缓性瘫痪，去脑强直，常迅速死亡。

3. 延髓出血：轻型出现延髓背外侧综合征；重型常迅速昏迷，四肢瘫，中枢热，呼吸循环衰竭而迅速死亡。本例患者存在昏迷、双侧瞳孔缩小、眼球震颤、去脑强直等典型表现。

治疗方面

1. 对于重症脑出血的患者，应由神经外科及神经内科专科会诊，并结合患者临床症状、CT及相关检查，迅速判断有无手术指征；该患者经国内知名神经专科专家评估无手术指征。

2. 对于有颅内压增高患者，应给予甘露醇脱水，但应当在补充有效循环血容量的前提下使用，给药15～30分钟后发生渗透脱水作用，可持续4小时，大剂量应用甘露醇使血浆渗透压急剧增高时，可并发急性肾功能衰竭，应注意监测肾功能变化。应密切监测患者神经系统查体体征，警惕脑疝及迟发性脑出血的发生。该患者脑干出血，第4脑室受压，应用甘露醇125 ml q8h，脱水治疗。

3. 监测患者呼吸情况，若存在呼吸节律不规整、需要镇静、怀疑吸入性肺炎患者，可早期给予气管插管辅助通气。该患者早期行保护性气管插管，后期监测自主呼吸恢复，节律尚可。

4. 控制患者收缩压在120～130 mmHg，维持脑灌注压＞70 mmHg，脑灌注压下降10 mmHg，死亡率升高20%，但同时避免血压过高，警惕再出血风险。

5. 亚低温疗法，在发病4～36 h尽早应用冰毯、冰帽，维持核心温度在32～35 ℃，应用3～7天，待颅内压正常后24 h停用并逐渐复温。

病例点评

1. 对于高血压患者，应积极控制血压水平，密切关注主诉及神志情况，及时完善头部CT检查，争取做到脑血管病早诊断、早治疗。

笔记

2. 对于脑干出血患者，积极脏器功能支持，维持生命体征，应用脱水、维持血压、亚低温等脑保护策略，若存在明显颅内高压，脱水、脑脊液引流、镇静、肌松剂无效时，可适当过度换气，降低颅内压。

3. 需重视脑出血并发症的预防，包括急性期需应用质子泵抑制剂预防应激性溃疡，及时防治中枢热、中枢性尿崩、癫痫的发生。同时需床头抬高30°，充分痰液引流及气道护理，警惕院内获得性肺炎发生。

4. 昏迷患者早期保持患者双下肢功能位，并早期行康复锻炼，包括肌肉运动康复、肺功能康复、呼吸、吞咽、咳嗽功能及意识康复等，警惕肌肉萎缩及功能缺失。

002
苯磺酸氨氯地平联合地西泮中毒一例

病历摘要

　　患者女性，65岁。家属回家后发现其平卧在地，呼唤不睁眼，无大汗，无口吐白沫，无大小便失禁，给予氨氯地平1片及速效救心丸6粒口服后就诊于我院急诊。急诊查体：心率71次/分，血压65/40 mmHg，意识模糊，呼唤睁眼，右下肺可闻及湿性啰音，心腹无阳性体征。化验检查：血常规 WBC 17.6×10^9/L，Cr 242.4 mmol/L，BUN 9.51 mmol/L，血糖 14.4 mmol/L，血钙 2.67 mmol/L，血气 pH 7.417，PO_2 62.5 mmHg，PCO_2 35 mmHg，AG 24 mmol/L，BNP 5262 pg/ml，TnI 0.266 ng/ml，TNT 0.041 ng/ml，D – dimer 27 mg/L。胸部X线片示：右下肺炎症可能，右侧胸膜病变，少量胸腔积液不除外。给予补液治疗后意识逐渐清楚，追问病史，患者自服用

笔记

10 片（55 mg）氨氯地平及 10 片（50 mg）地西泮。抽血化验毒检结果：氨氯地平血药浓度 50 ng/ml，可检出地西泮。给予患者拜复乐抗炎、补液、多巴胺及去甲肾上腺素维持血压，患者意识转清，心率在 70～90 次/分，MAP 60 mmHg 左右，24 小时尿量约 400 ml，肌酐升高至 303 μmol/L，考虑患者肾功能不全为行肾替代治疗收入 ICU。患者既往高血压病史 30 年，血压最高 180/100 mmHg，长期口服氨氯地平降压，血压控制在 120/80 mmHg。

入 ICU 后患者出现嗜睡状态，听诊左上肺可闻及明显湿性啰音，多巴胺 20 μg/（kg·min），去甲肾上腺素 0.8 μg/（kg·min），血压 101/52 mmHg，心率 80 次/分，储氧面罩吸氧 15 L/min，氧合指数 < 100 mmHg。血气提示：pH 7.47，PCO_2 35 mmHg，PO_2 53 mmHg，HCO_3^- 20.8 mmol/L，BE −5.6。生化示：Na^+ 120 mmol/L，Cr 250 μmol/L，GLU 17.64 mmol/L，Ca^{2+} 2.37 mmol/L，ALB 30.4 g/L。血常规示：WBC 20.41×10^9/L，GR% 90.6%，胸部 X 线片（服药后次日）提示肺部大片实变影及斑片影，故给予哌拉西林他唑巴坦抗感染、高流量吸氧，考虑患者急性肾损伤及内环境紊乱，给予床旁肾替代治疗、枸橼酸抗凝。当日夜间尿量恢复至 80～100 ml/h，但心率增快至 140 次/分，肾替代 32 小时后停用，肌酐降至正常范围。入 ICU 第 2 日血滤状态下体温最高 38.8 ℃，查胸部 CT 提示：（图 4）双肺内多发实变影及索条影，考虑肺水肿合并感染可能，ARDS 不除外。予以升级抗生素为泰能，泰能抗感染治疗 8 日后，体温、血常规降至正常后降级抗生素为头孢美唑钠。患者入 ICU 后双通道吸氧 15 L/min，脉氧饱和度仍难以维持（78%～81%），给予无创呼吸机辅助通气 CPAP 模式，FiO_2 90%，PEEP 14 cmH_2O，SPO_2 可维持在 91%～95%。但患者肺部始终可以闻及湿性啰音，氧合指数 < 100 mmHg，间断应用无创呼吸 3 日，氧合指数逐渐改善，

逐步可耐受 5 L/min 氧流量，氧合指数达到 300 mmHg 以上，复查 CT（图 5）。循环方面入 ICU 后经过补液支持治疗，血压逐渐恢复，第 6 日减停升压药。发病 1 周后复查血液毒检未检出氨氯地平及地西泮。患者入院 11 天后病情相对稳定出院。

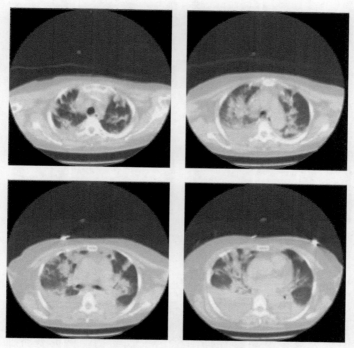

图 4　入 ICU 第二日胸部 CT

病例分析

苯磺酸氨氯地平是一种长效二氢吡啶钙通道阻滞剂，其可选择性抑制钙离子跨膜转运，对血管平滑肌细胞的作用比心肌细胞的作用强，是外周动脉血管扩张剂，从而降低外周血管阻力和血压，给予口服氨氯地平治疗剂量后，6 ～ 12 小时血药浓度达至高峰，半衰期约 36 小时。当药物过量（ > 2 ng/ml）引起周围血管扩张，早期

11

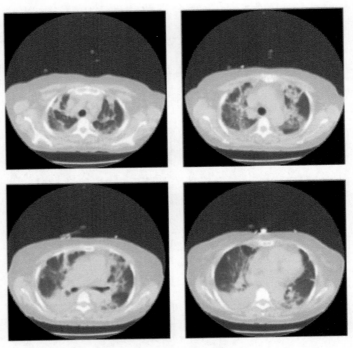

图 5　入 ICU 第 5 日胸部 CT

可表现为头晕、头痛、恶心、呕吐等，严重者出现顽固性低血压、心动过缓、肾功能衰竭、肺水肿、代谢性酸中毒。氨氯地平过量中毒治疗原则为及早洗胃、导泻清除未吸收药物，同时扩充血容量、维持血压，可给予钙剂拮抗、高胰岛素 – 血糖正常方案，应用亚甲蓝、胰高血糖素药物治疗，因苯磺酸氨氯地平的血浆蛋白结合率高达 97.5%，血液透析滤过清除效果差，血液灌流和血浆置换可有效清除大分子及高蛋白结合率的物质。

2011 年美国毒物控制中心协会报告了 5408 次钙拮抗剂药物过量，造成 25 人次死亡。2014 年荷兰毒物中心报告了 158 次钙拮抗剂药物过量（约 50% 有意）。文献报道的病例多数口服氨氯地平剂量较大，多在几十片、几百毫克，但都没有给出血药浓度，本例患者我们检测了氨氯地平的血药浓度为 50 ng/ml，是中毒剂量的

25 倍，本例患者所服用氨氯地平剂量不大，但特殊的一点在于她同时服用了安定，而安定对氨氯地平有协同作用，虽然药物毒检未查出安定过量，但我们考虑患者氨氯地平药物量并不大却可以导致严重临床后果，与同时服用安定有关。苯磺酸氨氯地平估算药物完全消除需 1~2 周，我们在患者服药后 1 周血中未再检测出氨氯地平，考虑与我们应用肾替代治疗，清除药物有关。

该患者没有出现传导阻滞或心动过缓，而是出现心动过速，考虑因低血压引起心率代偿性升高有关，患者出现严重并发症包括代谢性酸中毒、急性肾损伤、急性呼吸窘迫综合征，经积极治疗后代谢性酸中毒和肾损伤均恢复良好。对于此患者的治疗我们没有补充钙剂，考虑到患者血钙正常范围，而高钙血症亦可能产生不良作用，据我们所知，钙剂补充有待进一步地控制性临床实验，但多数报道的病例还是给予葡萄糖酸钙治疗。急性呼吸窘迫综合征的发生与休克引起肺血流灌注不足、通气血流比例失调有关。此患者发病后双肺即可闻及明显细小湿性啰音，结合肺部 CT 情况考虑肺部感染合并肺水肿，急性呼吸窘迫综合征不除外，但患者 BNP 升高，不能完全除外心源性肺水肿。不足之处是因患者经济原因我们没有进行 PICCO 或者 swan-ganz 导管监测。经抗感染治疗，通过加强液体管理改善肺水肿并给予无创呼吸机辅助通气等措施后，患者氧合情况好转，复查 CT 较前恢复。

病例点评

氨氯地平因其良好的耐受性及较大的安全性是常用降压药物，也出现越来越多的药物过量报道，临床医师应注意到氨氯地平过量引起的严重器官功能障碍，以及和其他药物的相互作用可能加重的药物不良反应。

003
成人甲氧西林耐药金黄色葡萄球菌感染一例

📋 **病历摘要**

患者女性，37岁。主因右侧腰骶部疼痛17天，发热伴右下肢肿胀6天入院。患者入院17天前行针灸治疗后出现右侧腰骶部疼痛，就诊于当地医院理疗科考虑为腰椎间盘突出相关症状，予以对症按摩后自觉好转。入院10天前，前述部位疼痛程度明显加重，压痛明显，且范围扩大至右侧大腿根部，夜间及晨起为著，需架拐行走，伴疼痛部位发红及肿胀，右下肢外侧放射性疼痛，自行口服乐松3～7片/天，可稍缓解。入院6天前患者出现发热，最高体温38.9℃，为持续发热，伴畏寒、寒战。血常规：WBC $14.13 \times 10^9/L$，GR% 95.5%。双下肢血管超声：右下肢股总静脉血栓形成，右股浅静脉、腘静脉血液高凝状态不除外。腰椎CT平扫：L_4/L_5 及 L_5/S_1

椎间盘膨出；腰椎退行性改变。盆腔平扫＋增强：右侧髂静脉远端腔内低密度影，不除外血栓形成。由急诊收入院治疗。入院后完善髋关节 MRI 提示：右侧股骨头及股骨近段异常信号，炎性病变不除外，右侧大腿近段软组织异常信号，考虑炎症。血培养提示：金黄色葡萄球菌。全院会诊考虑患者诊断为"右下肢静脉血栓形成、骨髓感染、右髋部软组织炎、双肺炎、肺脓肿"。治疗上继续给予泰能、稳可信治疗，患者体温最高峰逐渐缓慢下降，右下肢疼痛较前明显缓解，但患者仍有咳嗽，胸部 X 线片提示肺部病变较前加重，痰培养提示耐甲氧西林金黄色葡萄球菌（MRSA），考虑存在 MRSA 肺炎，给予利奈唑胺 600 mg q12h 抗感染，患者经治疗一周后 MRSA 血培养仍阳性，血常规、CRP 仍显著增高，考虑为难治性或复杂性 MRSA 感染，炎性反应重，骨髓及髋关节炎较难控制，予应用达托霉素 6 mg/kgqd 治疗化脓性髋关节炎。患者体温逐渐降至 37.2 ℃以下，间断复查血常规、降钙素原、CRP 均已降至正常，血培养转阴。

病例分析

金黄色葡萄球菌（SAU）是引起人类感染性疾病的主要病原菌，可分泌多种毒力因子，引起人体各个组织部位的感染，是血流感染最常见病原菌之一。1997 年日本报道了第一株对万古霉素和替考拉宁敏感性均降低的金黄色葡萄球菌，引起医学界的普遍关注，此后，美国、意大利、法国、西班牙等也陆续报道检出万古霉素不敏感菌株（VISA 和 VRSA），并可导致万古霉素治疗失败。SAU 的致病机制较复杂，涉及一系列毒力因子的产生，如作用于细胞壁与细胞黏附有关的纤维蛋白原、与逃避宿主防御有关的金黄色葡萄球菌 A 蛋白，以及在细菌侵入组织时呈指数增长的各种酶和毒素（α‐溶血素）等。SAU 可引起各种类型的疾病，包括皮肤等小的感染，甚至是威胁生命的心内膜炎、肺炎、败血症和中毒性休克综合征等严重感染。SAU 所引起的败血症是一个复杂的、严重的感染，可引起多器官功能衰竭而导致死亡。随着异质性糖肽类耐药金黄色葡萄球菌的出现，研究者已开始探索新的治疗 MRSA 和万古霉素异质性耐药金黄色葡萄球菌（hVISA）的药物，尽管没有明确的指南，目前已证实少数药物可作为治疗 hVISA 的潜在性药物，如利奈唑胺，奎奴普丁/达福普汀，达托霉素和替加环素等，研究还发现万古霉素联合其他药物如内酰胺类、庆大霉素、利福平等治疗 hVISA 时有明显的协同作用。

对于本例患者，合并 MRSA 软组织感染、骨髓炎、血行感染、肺炎。美国感染病学会治疗成人甲氧西林耐药金黄色葡萄球菌感染临床实践指南，给出以下治疗方案：

1. 复杂性 SSTI（定义为深层软组织感染、手术或创伤创面感染、巨大脓肿、蜂窝织炎及感染溃疡或烧伤）住院患者，应予以手术清创和广谱抗生素治疗。在获知培养结果前经验治疗需覆盖 MRSA。复杂性 SSTI 的抗生素治疗选用：万古霉素静脉滴注；利奈唑胺 600 mg，每日 2 次，口服或静脉滴注；达托霉素 4 mg/kg，每日 1 次，静脉滴注；特拉万星 10 mg/kg，每日 1 次，静脉滴注；克林霉素 600 mg，静脉滴注或口服每 8 小时 1 次。非化脓性蜂窝织炎住院患者，可使用 β 内酰胺类抗生素（如头孢唑林），如疗效差可调整为抗 MRSA 治疗。推荐疗程为 7~14 天，但应个体化。

2. 骨髓炎：主要治疗方法为手术清创及软组织脓肿引流，应尽可能实施，抗生素最佳给药途径尚未确定。静脉、口服或先静脉继以口服等给药途径的选择取决于患者的个体情况。抗生素静脉滴注可选用万古霉素，达托霉素 6 mg/kg，每日 1 次。某些抗菌药有静脉滴注和口服 2 种剂型：如甲氧苄啶－磺胺甲噁唑 4 mg/kg（按甲氧苄啶计）每日 2 次，联合利福平 600 mg，每日 1 次；利奈唑胺 600 mg，每日 2 次；克林霉素 600 mg，每 8 小时 1 次。一些专家建议在上述抗生素治疗的基础上加用利福平 600 mg，每日 1 次，或 300～450 mg，每日 2 次口服。对于合并血流感染患者，清除血流感染后应加用利福平。MRSA 骨髓炎的最佳疗程尚不清楚，推荐至少为 8 周。一些专家建议再进行 1～3 个月的治疗（慢性感染或未施行清创术者可能更长），该治疗以口服利福平为基础，联用甲氧苄啶－磺胺甲噁唑、多西环素/米诺环素、克林霉素，或氟喹诺酮类药物，根据细菌药物敏感试验结果选择合用药物。

3. 血流感染及自身瓣膜感染性心内膜炎，非复杂性血流感染成年患者应给予至少 2 周万古霉素或达托霉素 6 mg/kg，每日 1 次，静脉滴注。非复杂性血流感染定义为细菌血培养阳性，并符合如下条件：可排除心内膜炎；无植入假体；起始治疗 2～4 天后血培养转阴；起始有效治疗 72 h 内发热得到控制；无迁徙病灶。对于复杂性血流感染患者（细菌血培养阳性，不符合上述非复杂性血流感染的标准），依据感染的严重程度，建议疗程 4～6 周。一些专家建议应用达托霉素 8～10 mg/kg，每日 1 次。

4. 肺炎：对于严重的社区获得性肺炎的住院患者，在获知痰和（或）血培养结果前，推荐经验治疗覆盖 MRSA。严重的社区获得性肺炎定义为肺炎伴以下任一情况：①需入住重症监护病房；②有坏死或空洞浸润；③伴有脓胸。对于 HA－MRSA 或 CA－MRSA 肺炎患者，推荐万古霉素静脉滴注；口服/静脉滴注利奈唑胺 600 mg，每日 2 次；或口服/静脉滴注克林霉素 600 mg，每 8 小时 1 次。若菌株敏感，根据感染的程度，推荐疗程 7～21 天。对于伴有脓胸的 MRSA 肺炎患者，应联用抗 MRSA 治疗和引流。

病例点评

1. MRSA 能引发多种感染，如皮肤感染（软组织感染）、呼吸道感染、血液类感染（败血症）、泌尿系统感染，该类感染多发于体质较弱、免疫抵抗力低下、年龄较大、开放性手术创口、经常性输液或大量使用抗菌药物的患者。伴随各类抗菌类药物的不断应用，病原菌的耐药性增强，特别是多重耐药性菌株成为临床面临的主要难题。

2. 正确选用抗生素是 MRSA 菌血症治疗最重要的一个环节，但是及时明确感染源、进行血培养随访、引流脓肿、清除感染灶也是治疗必不可少的一环。

3. 万古霉素仍是治疗 MRSA 菌血症的首选治疗药物。在临床工作中对于 MRSA 菌血症患者制定给药剂量时，积极运用药代及药效动力学参数，并注意本地区、医院分离出的 MRSA 进行的药敏实验中万古霉素 MIC 值的系列变化情况，制定合适的万古霉素血清谷浓度范围，进而计算剂量；同时正确监测万古霉素血清谷浓度，及时进行剂量调整。

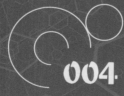

004

多发肋骨骨折致血气胸一例

病历摘要

患者男性，52岁。主因"胸部外伤1小时"入院。

患者被悬吊的重物冲击挤压背部倒地后立即被送往急诊，伴有胸痛、胸闷。患者自受伤后逐渐出现神志不清，入急诊后查血压57/41 mmHg，心率180次/分，血氧饱和度88%，胸部反常呼吸运动（连枷胸），立即予以行气管插管保持呼吸道通畅，同时开放静脉通路升压、补液等对症抗休克治疗。

即刻查床旁胸部X线片、CT提示左侧多发肋骨骨折、左肩胛骨粉碎性骨折，胸腔积液，左侧气胸，皮下气肿（图6）。头部CT检查示可疑颅内血肿。

给予患者机械通气维持氧合稳定，血管活性药物维持血压，

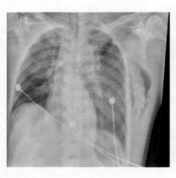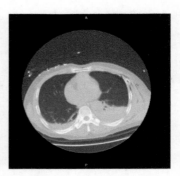

图 6　入院时查胸部 X 线片（左）及 CT（右）示左侧肋骨骨折、
胸腔积液、左侧气胸及皮下气肿

同时应用胸带固定胸部。经过补液、输血、镇痛、预防感染等治疗后，血压逐渐稳定并停用血管活性药物，神志转清，但无法脱离呼吸机，5 天后复查胸部 X 线片和 CT（图 7）提示左侧皮下气肿减轻，气胸消失，但左侧胸腔积液明显增多，左肺受压不张。

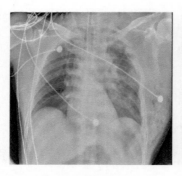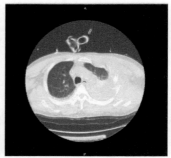

图 7　入院 5 天后胸部 X 线片（左）及胸部 CT（右）示左侧胸腔积液
增多，气胸及皮下气肿减轻

　　给予患者行左侧胸腔穿刺置管引流术，引流出大量暗红色血性液体后患者呼吸机支持调件逐渐下调，并于 3 天后顺利脱机拔管撤除呼吸机，撤除呼吸机 24 小时后拔除胸腔引流管，复查胸部 X 线片（图 8）提示左肺复张良好，无胸腔积液，胸廓形态基本正常。

笔记

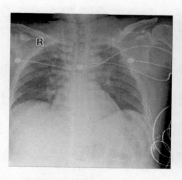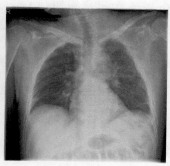

图8　入院第8天（左）及第14天（右）胸部X线片提示胸腔积液消失

病例分析

　　重症胸部外伤多见于城市交通事故、塌方，以及地震、海啸等地质灾害，其致残、致死率高，严重威胁患者生命安全。多发肋骨骨折多为重症胸部外伤，常合并肺挫伤、呼吸衰竭，或病情演变出现肺部感染、急性呼吸窘迫综合征等并发症。如何第一时间得到基础生命支持已经形成共识，但随后的高级生命支持、外科手术干预时机及手术方式的选择仍没有统一的标准。

　　多发肋骨骨折往往合并胸骨骨折、锁骨骨折、肩胛骨骨折、胸椎及附件骨折、肺挫伤等，胸腹联合伤可致膈疝、肝脾破裂、空腔脏器损伤、肠系膜血管损伤等，必要时均需急诊手术；若合并颅脑外伤、心脏大血管损伤、脊柱骨折及神经损伤、大出血或休克时均可危及患者生命。传统治疗方法多以镇痛＋胸带外固定＋呼吸机辅助通气为主，但对疼痛、肺部感染、肺不张等改善有限，且长期卧床、营养不良等相关并发症发生率高。既往文献证实多发肋骨骨折的手术治疗效果优于非手术治疗。关于手术时机，一般认为，创伤后 24 ~ 72 h 多为机体应激持续加重期，大部

笔记

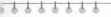

分术者会避免在此时间段进行手术，而多在骨折后 1 周左右病情趋于稳定时行手术治疗。

本例患者为左侧多发肋骨骨折合并左侧肩胛骨骨折、左侧血气胸及皮下气肿，严重影响患者呼吸功能，在急救初期及时给予气管插管、机械通气治疗进行呼吸功能支持等高级生命支持措施，为进一步治疗创造条件。患者因左侧广泛肋骨骨折导致连枷胸形成，在患者自主吸气时出现明显胸廓下陷，遂给予患者充分镇静、镇痛治疗，进行完全呼吸机控制呼吸，同时行局部胸带包扎固定，避免因肋骨断端过度运动导致局部进一步损伤。该患者未进行早期手术干预治疗，除上述支持治疗外，及时充分引流胸腔积液、积极控制感染及营养支持治疗后，患者顺利脱离呼吸机，其后于胸外科接受手术治疗。此例患者因病情严重，早期手术干预风险高，给予充分生命支持治疗是治疗成功的关键。

病例点评

多发伤患者病情复杂且危重，常常累及多个器官系统，必须优先处理危及生命的创伤，甚至出现多学科合作共同手术抢救的情况。在精确评估多发伤的基础上，排除严重颅脑外伤、腹部损伤、大血管损伤等禁忌证，有文献支持对有明确手术指征的患者提前到骨折后 72 h 内进行手术，其优势是早期、有效的损伤控制可以避免呼吸功能的进一步恶化。通过内固定术早期改善疼痛，可有效减少疼痛对机体的不利因素。早期疼痛改善有利于控制并发症，肋骨固定后疼痛持续状态极大改善，避免了大剂量镇静、镇痛药物的使用，以及相关消化道不良反应的发生和成瘾性。

此例患者胸部创伤致多发肋骨骨折，形成连枷胸严重影响呼吸功能，有紧急处理指征。但该患者同时合并休克、颅脑创伤、肩胛骨粉碎性骨折，早期手术干预肋骨骨折问题风险极高且可能导致病情恶化。因此，早期给予呼吸、循环支持为进一步手术干预创造条件。多发肋骨骨折致血气胸应积极行胸腔引流以改善呼吸功能。

005
房室结动脉先天发育不良导致
年轻患者猝死一例

病历摘要

患者男性，15岁，未婚。主因"乏力一日，呼吸、心搏骤停5小时"入院。患者入院前为入学军训第5日，入院当日下午跑步约500米后患者自诉感到不适，随即患者躺倒在地，被发现四肢抽搐，意识丧失，立即予以持续胸外按压，至当地医院后发现患者明显发绀，心电示波为直线，查双侧瞳孔散大，无对光反射，继续胸外按压，给予气管插管接呼吸机辅助通气，并给予肾上腺素1 mg，静推。抢救10分钟后患者出现房颤心律，但迅速变为室颤，继续胸外按压，先后给予电除颤4次，并应用胺碘酮及艾司洛尔控制心率，多巴胺维持血压，抢救约1小时后患者自主呼吸、心跳恢复，神志恢复。心电示波可见频发室早，查血气提示呼吸性酸中毒合并代谢性酸中毒，应用碳酸氢钠共 500 ml 纠酸；查 CK – MB 6.49 ng/ml，TNI 0.52 ng/ml，MYO 7400 ng/ml，查 BNP 399 ng/ml，胸部 X 线片不除外肺水肿，给予利尿治疗，并应用激素及吗啡治疗。患者为进一步诊治转至我院重症医学科，转入时心率 120 次/分，心电示波为窦性心律，血压（110~130）/（70~80）mmHg，脉氧饱和度 100%。

既往史： 既往体健，一周前曾有感冒症状，未诊治，自行好转。否认肝炎、结核等传染病史。无外伤及手术、输血史，否认食物药物过敏史。预防接种史不详。生于北京、久居北京，入校前半个月曾在北戴河度假。否认疫区居住史及疫水接触史。否认烟酒史。未婚。父母健在，独生子，否认家族性遗传病史。

入院查体： T 37.1 ℃，R 22 次/分，P 113 次/分，BP 92/59 mmHg，发育正常，营养良好，平车推入，气管插管状态，意识清楚，球结膜轻度水肿，巩膜无黄染。结膜无苍白，瞳孔等大，等圆，直径约 2.5 mm，对光反射灵敏。口唇无发绀，双肺叩诊呈清音，双肺呼吸音粗，双肺底可闻及少量湿性啰音，未闻及哮鸣音、胸膜摩擦音。心界不大，心律齐，心脏各瓣膜听诊区未闻及病理性杂音、额外心音及心包摩擦音。全腹无压痛，无反跳痛、肌紧张，肝脾肋下未触及，未触及包块，肠鸣音可，2 次/分。双下肢无浮肿，四肢末梢暖，双下肢病理反射未引出。实验室检查，血常规（2011 – 8 – 26 我院）：WBC 20.9×10⁹/L，GR% 85.7%，Hb 172 g/L，PLT 261×10⁹/L。生化（2011 – 8 – 26 我院）：Cr 199 μmol/L，BUN 5.6 mmol/L，Alb 55.5 g/L，TBIL 40.6 μmol/L，IBIL 11.9 μmol/L，DBIL 28.7 μmol/L，ALT 295 U/L，AST 1129 U/L，LDH 2062 U/L，CK >300 ng/ml，TnI >50 ng/ml。

入院诊断： 心源性猝死，重症心肌炎？心律失常，心房纤颤？室性心动速，心室纤颤，心肺复苏术后，急性肠炎，重度脓毒症，脓毒性休克，急性呼吸窘迫综合征，急性肝损伤，急性肾损伤，应激性溃疡，弥散性血管内凝血？电解质紊乱，低钾血症，代谢性酸中毒。

患者在重症医学科时神清，轻度躁动；持续气管插管接呼吸机辅助通气，SPONT 模式，吸氧浓度 100%，PEEP 6 cmH_2O，PS 8 cmH_2O，脉氧饱和度 95%。多巴胺 8 $\mu g/(kg \cdot min)$ 静脉泵入维持血压。查体：T 36.2 ℃，BP 121/65 mmHg；双侧瞳孔等大、正圆，直径约 3 mm，对光反射存在。双肺呼吸音粗，可闻及散在干、湿性啰音。HR 122 次/分，律齐，各瓣膜区听诊未闻及明显杂音。腹平软，肝脾肋下未及，肠鸣音未闻及。双下肢不肿，末梢温。患者入科后继续给予呼吸机辅助通气，查血气分析提示：pH 7.25，PCO_2 53 mmHg，PO_2 70 mmHg，K^+ 3.3 mmol/L，BE −4.9，HCO_3^- 23.2 mmol/L，给予 5% 碳酸氢钠 125 ml 纠酸，并给予补钾治疗，患者脉氧饱和度逐渐上升，纯氧吸入，动态调整吸入氧浓度，监测脉氧饱和度可维持在 90% 以上。转入后患者血气示：Lac 7.2 mmol/L，血压最低至 60/40 mmHg。先后给予万汶 1500 ml、糖盐 500 ml 补液支持治疗，多巴胺静脉泵入维持血压，血压可维持在 120/80 mmHg 左右。查血常规示：WBC 20.9 × 10^9/L，GR% 85.7%，Hb 172 g/L，PLT 261 × 10^9/L，生化提示急性肝肾损伤，给予阿托莫兰及复方甘草酸苷保肝治疗。转入后患者出现腹泻，第一次大便为大量黄色水样便，留取便常规示潜血弱阳性，患者第二次大便为褐色水样便，留取便常规示白细胞 4/HP，红细胞 3/HP，考虑患者可能存在感染性腹泻。8 月 27 日 1:00 患者复查血气分析示：pH 7.29，PCO_2 53 mmHg，PO_2 121 mmHg，K^+ 4.3 mmol/L，BE − 1.7，HCO_3^- 23.6 mmol/L，Lac 5.4 mmol/L，较前好转，继续呼吸机辅助通气、补液支持治疗。患者上午 9:50 突发室速、室颤，立即给予 200J 直流非同步电除颤，并继续持续气管插管接呼吸机辅助通气，P–SIMV 模式，吸氧浓度 100%，PEEP 6 cmH$_2$O，同时继续多巴胺 8 μg/（kg·min）静脉泵入维持血压。急查血气分析提示 pH 7.2，PCO$_2$ 48 mmHg，PO$_2$ 76 mmHg，K$^+$ 6.3 mmol/L，BE − 9.1，HCO$_3^-$ 19.1 mmol/L，给予 5% 碳酸氢钠 250 ml 纠酸，并予以高糖胰岛素降钾治疗，经上述治疗后，患者心律恢复为窦性，120 次/分，频发室早，短暂室速。10：09 给予利多卡因 50 mg，静推，后予胺碘酮 150 mg，静推，纠正室性心律失常，复苏后患者脉氧饱和度可达 95%，但经口气管插管内可吸出大量较鲜红血性液体。10：10 再次复查血气示 pH 7.37，PCO$_2$ 87 mmHg，PO$_2$ 62 mmHg，K$^+$ 6.5 mmol/L，BE − 25.4，HCO$_3^-$ 50.8 mmol/L，调整呼吸机参数，加大通气量，患者血压最低至 60/40 mmHg，继续给予万汶 500 ml 扩容，同时加用去甲肾上腺素联合多巴胺泵入维持血压，血压可维持在 120/80 mmHg 左右。并再次给予高糖胰岛素降钾治疗。患者心律不能维持，逐渐减慢并呈室性心律，血压测不到，遂给予持续心外按压，间断应用肾上腺素静推，后患者心率可短暂升至 100 次/分左右，但很快下降，同时气管插管内仍可吸较多量新鲜血性液体，行临时起搏器植入术维持心律，起搏电极置入后心电图可见起搏信号，偶见起搏心律，但起搏不良，不能维持持续起搏心律，故仍继续行心外按压，并再加入多巴酚丁胺 10 μg/（kg·min）强心治疗。但患者心律始终不能维持，持续心外按压约 3 小时，患者经抢救无效，于 12:43 患者临床死亡。

死后患者行尸体解剖，结论为：房室结动脉狭窄，先天发育不良。

🔬 病例分析

此例患者临床考虑急性重症心肌炎，但尸解结果提示为：房室结动脉管腔狭窄，房室结周围脂肪浸润。这是一类少见的先天发育异常。研究提示，房室结动脉狭窄，发现狭窄组中纤维含量、脂肪含量和总间质含量均明显高于正常组，差异有统计学意义。说明40岁以下群体房室结动脉狭窄与病理性脂肪浸润关系更为密切。分析比较房室结病理性脂肪浸润与房室结动脉管腔狭窄之间的关系，结果示狭窄组脂肪浸润比例和浸润程度均明显高于正常组，差异有统计学意义。综上推断，房室结动脉狭窄与房室结间质含量增多有一定关系，且与病理性脂肪浸润的关系更加明显，提示心肌慢性缺血、缺氧可能和传导系统病理性间质浸润有关。

目前，关于房室结间质发生病理性改变的病因和发病机制尚不清楚，有学者提出结组织的缺血、缺氧可能是房室结病理性纤维化的原因之一，而病理性脂肪浸润可能与脂肪代谢障碍或房室结炎症后脂肪组织增生有关。Lie 观察 49 例冠心病死亡者，其中 50% 的房室结动脉和 25% 的窦房结动脉狭窄，结内合并有病理性脂肪浸润和不同程度纤维组织增生。本次研究结果显示，青少年房室结病理性脂肪浸润与房室结动脉狭窄存在一定联系，说明房室结病理性脂肪浸润除了与脂肪代谢障碍有关外，房室结缺血也是导致其发生的一个重要因素。

🏥 病例点评

对于青少年猝死病例，最常见的病因为急性重症心肌炎导致的恶性心律失常和心肌病，常见的心肌疾病有：扩张型心肌病和肥厚型心肌病。尽管有药物、介入、手术等多种治疗手段，但心肌病仍是死亡率很高的疾病，另外，青少年如果发生猝死都有一定的遗传背景，如果这个家族里出现了一例儿童时猝死，那么有血缘关系的

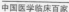

人都应该做包括心电图、超声心动图等检查，必要时做核磁检查。

有心肌炎或先天性心脏病的青少年应避免过于剧烈的运动，因为除了心脏疾病导致的猝死外，运动过量也是发生猝死的一个重要原因。大剂量运动时心脏会出现急性缺血，继而出现心脏骤停和脑血流中断。因此，要保证运动的安全性，如果在运动中感到身体不适，要及时停止，休息。此例患者经病理诊断为先天性房室结动脉狭窄，为较罕见先天发育异常。

006
非甾体抗炎药导致十二指肠溃疡伴大出血一例

病历摘要

患者男性，83 岁。因"进食水减少 8 天，加重 3 天"入院。入院查体：BP 201/100 mmHg，P 80 次/分。因患者有陈旧脑梗死、高血压病等病史，余无特殊发现，故首诊于神经内科，神经内科以"进食减少原因待查、急性脑血管病?"收入院。患者因陈旧脑梗死 3 年，长期口服阿司匹林。住院期间完善头颅 CT 检查示：无新发脑梗死或脑出血等改变。住院期间无诱因突然排暗红色大便 500 ~ 800 ml，血红蛋白急剧下降约 30 g/L，并出现低血压性休克，伴随急性肾损伤，故转入重症医学科。转入后考虑患者为急性消化道出血，停止一切抗凝、抗血小板用药，给予质子泵抑制剂抑酸、善宁收缩血管、禁食、禁水、输血等对症治疗，患者在 36 小时后出血止住。待生命体征稳定后，完善胃镜检查（图9）可见十二指肠球腔后有一个直径约为 2 cm 的巨大溃疡，上覆盖污苔及黑痂。镜下诊断十二指肠球部溃疡性病变，恶性可能性大。完善肿瘤标志物均未见明显升高表现，完善腹盆腔增强 CT 仅见胰腺体部多发囊性病变，IPMN 不除外，余未见明确占位性病变。于停用阿司匹林 1 周余后再次胃镜下行病理活检，结果为呈活动性慢性炎，伴灶性表面糜烂。禁食、禁水、质子泵抑制剂等对症后患者未再有出血。病情稳定后出院。

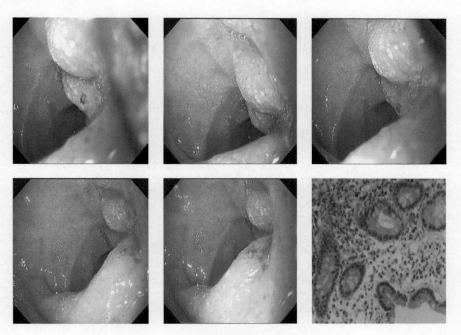

注：病理图片：HE×40

图9　胃镜检查，可见十二指肠球腔后直径约 2 cm 的巨大溃疡，
上覆盖污苔及黑痂

病例分析

此例患者是因服用非甾体抗炎药（norsteroidal arti – irtlammatorg

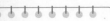

drugs，NSAIDs）而导致消化道溃疡合并大出血。NSAIDs 是一大类不含糖皮质激素而具有抗炎、镇痛、解热作用的药物，在临床应用非常广泛，主要用于对多种疼痛的对症治疗，改善风湿性疾病的炎性症状，也用于预防脑血管疾病等。最常见的不良反应是胃肠道损伤。NSAIDs 相关消化道溃疡的危险因素包括：幽门螺旋杆菌感染、年龄 >65 岁、既往有溃疡病史、服用大剂量 NSAIDs 治疗、多种药物联合治疗，以及合并疾病（心血管疾病或肾病）等。

而此病例的患者因心血管疾病长期服用拜阿司匹林，且高龄，具有发生消化道溃疡的多种高危因素。

NSAIDs 是通过抑制环氧化酶（COX），从而减少疼痛介质前列腺素 E2 和前列腺素 I2 的生成来实现其抗炎止痛作用的。COX 有两种同工酶，COX－1、COX－2，前者在多种组织中广泛分布，后者在炎症反应时才表现出高活性。根据对 COX－1 和 COX－2 抑制的强度 NSAIDs 分为非选择性 COX 抑制剂和选择性 COX－2 抑制剂。选择性 COX－2 抑制剂对消化道黏膜的影响较小。NSAIDs 相关消化道溃疡的机制比较复杂，主要有以下几点：①对胃黏膜表面的直接损伤；②NSAIDs 抑制 COX－1，减少对胃肠道黏膜具有保护作用的前列腺素的合成，减少胃肠道黏膜血供，进一步损伤黏膜上皮，导致糜烂和溃疡形成；③抗血小板聚集作用导致十二指肠溃疡出血。

常见临床表现包括胃炎、食管炎、胃及十二指肠溃疡、出血、穿孔及梗阻等。在长期口服 NSAIDs 患者中，约 40% 患者发生内镜下消化道溃疡，其中胃溃疡的发生率高于十二指肠溃疡，后者发生率为 2%～19%，NSAIDs 服用者中，十二指肠溃疡发生的危险性比普通人群高 8 倍。由于 NSAIDs 溃疡临床上无症状者较多，因此部分患者以上消化道出血为首发症状。

预防 NSAIDs 服用者发生消化性溃疡和黏膜损伤的措施有：①去除相关危险因素，如根除 Hp 等；②使用 PPI、高剂量的 H2 受体拮抗剂，PPI 是防治 NSAIDs 相关溃疡的首选药物；③使用 COX－2 抑制剂替换非选择性 NSAIDs。

针对此例患者无 Hp 相关检查结果，故针对长期服用 NSAIDs 药物、具有多种消化道溃疡高危因素的患者来讲，定期监测 Hp 有无、在服用 NSAIDs 药物同时给予 PPI 来预防消化道溃疡，可能会降低此类并发症的发生率。

当 NSAIDs 相关消化道溃疡合并上消化道出血时，首选治疗方法是胃镜下治疗，同时使用大剂量 PPI 可有效预防再出血，降低外科手术率与病死率。此患者虽亦行胃镜检查，因出血时病情危重，故胃镜并不是在出血最严重时候进行，虽然此例患者最终抢救成功，但仍建议在出血 24 h 内行胃镜检查及干预，这样能改善高危患者的预后。

怎样解决 NSAIDs 相关胃肠道不良反应和心血管风险之间矛盾呢？在使用 NSAIDs 前需进行胃肠道损伤危险评估，同时进行细致的心血管危险评估，再决定选择何种药物，以及是否需要胃黏膜保护策略。对于接受 NSAIDs 药物治疗的患者，加用 PPI 可减少胃肠道事件的发生。

病例点评

1. 该患者因进食水减少就诊，怀疑为脑血管病收入院。从入院后患者病程发展看，进食减少原因为十二指肠溃疡可能性大，并非为脑血管疾病所致。因患者有痴呆病史，交流有障碍，故是否有腹痛等腹部不适导致进食减少不明确，且 NSAIDs 本身具有止痛的作用，会导致患者腹痛症状不明显。故针对此种老年患者，尤其是交流有障碍的患者，疾病表现不典型的患者需尽可能全面的完善检查，及严密监测病情变化，力求尽早发现问题，解决问题。

2. 患者为急性上消化道出血患者，对于上消化道、下消化道出血的鉴别需掌握。对于消化道出血的诊疗规范需掌握。此患者有陈旧心肌梗死、陈旧脑梗死、下肢深静脉血栓等病史，上述疾病导致应用止血药为禁忌，故在针对此种患者的止血治疗过程中需注意药物使用。

3. 诊断明确后我科给予此患者 PPI 以 8 mg/h 速度持续泵入，止血效果相对良好。

007
肺癌、肺叶切除术后，
心功能不全一例

病历摘要

患者男性，84 岁。主因"刺激性干咳 2 月余"入院。

患者 2 个月前无明显诱因出现刺激性干咳，偶有咳痰，无痰中带血，无发热，无其他特殊不适，行胸部 CT 提示：右肺下叶背段肿块合并局部肺不张，考虑恶性肿瘤可能，可疑累及下叶基底段支气管，伴右肺下叶阻塞性肺炎。患者既往高血压、冠心病、血脂代谢异常病史，自诉血压、血脂控制可，长期服用冠心病二级预防药物。

诊断：右肺下叶中央型中 - 低分化鳞癌（$T_{1b}N_0M_0$）。

治疗：患者完善术前检查，超声心动图提示：左房增大，左室射血分数 75%，左室舒张末内径 48 mm，右室舒张末内径 22 mm，估计肺动脉压 12 mmHg。胸部 CT 示（图 10）：右肺下叶背段肿块并局部部分肺不张，考虑恶性肿瘤可能，可疑累及下叶基底段支气管，伴右肺下叶阻塞性肺炎。患者住院后第 3 天全身麻醉下行右肺中、下叶切除＋纵隔淋巴结清扫术，术中病理回报（图 11）：右肺中叶、下叶中央型中低分化鳞癌，未累及胸膜，各淋巴结未见转移，术后转入重症医学科。转入重症医学科次日，患者病情稳定，转回普通病房，给予抗感染、静脉营养液支持等治疗，术后第 4 天患者逐渐出现喘憋、不能平卧，伴低氧血症，再次转入重症医学科。

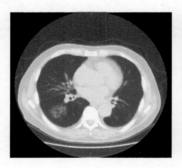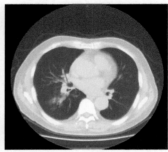

图 10　术前患者胸部 CT 平扫

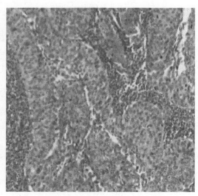

HE×40

图 11　术中病理回报（右肺下叶）

转入重症医学科查体双肺满布湿性啰音，胸骨左缘 3~4 肋间闻及收缩期杂音，颈静脉怒张，CVP 22 mmHg，血压低，约 80/40 mmHg，血气分析示氧分压 45 mmHg（储氧面罩吸氧，10 L/min），给予气管插管接呼吸机辅助通气，复查超声心动图提示：左房、右房、右室增大，左室射血分数 56%，左室舒张末内径 54 mm，右室舒张末内径 48 mm，估计肺动脉压 46 mmHg。复查胸部 CT 平扫示（图 12）：右肺术后状态，双侧胸腔积液，双肺多发磨玻璃密度影及实变影，炎症、肺水肿可能。结合查体及转入普通病房后每日正平衡，考虑患者全心功能不全明确（右心功能不全为主），给予患者适当限制液体入量、血管活性药物泵入维持血压、西地兰强心、爱倍扩冠治疗，并给予美罗培南抗感染治疗。患者转入后病情持续加重，心功能进一步转差、循环不稳定，且肺部感染加重，给予 PICCO 监测指导液体管理、床旁肾替代治疗协助液体管理，患者病情无好转，后出现多器官功能不全，向家属交代病情，家属表示放弃心外按压、电除颤等有创抢救，患者于术后第 11 天抢救无效死亡。

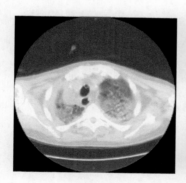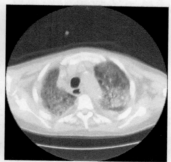

图 12　术后第 4 日患者胸部 CT 平扫

病例分析

肺叶切除术后，心血管系统并发症发生率在 30% 左右，且与病死率密切相关。心血管系统并发症主要为：心力衰竭、心律失常（术后前两天为发生高峰期）、急性心肌梗死。此患者术后出现全心衰竭、以右心衰为著，肺叶切除术后对右心功能的影响主要体现在：①肺叶切除术后→肺动脉压增高（术后3d）→右室后负荷增大，右室舒张末期容积增加（术后3～5d）→右室泵功能受损（术后8d）；②肺叶切除术后，肺血管床面积丧失较多，余肺在肺叶切除早期的代偿不足以缓解肺血管床截面积丧失导致的肺血管阻力增加，肺血管床截面积丧失程度是影响术后右心功能改变程度的主要因素；③术后早期肺复张不全，肺泡上皮细胞分泌物增加，短时间内肺功能显著下降，通气－血流比失调使心肌细胞损伤、坏死；④肺叶切除范围越大，血流分布不均越严重，右心代偿所需时间越长，术后心律失常并发症越多。

此患者在术后还出现肺动脉压增高，主要原因为：①肺叶切除术后→肺血管床面积减少→余肺血流量增加→肺循环负荷增大→肺血管阻力升高；②术后交感神经兴奋，儿茶酚胺水平升高→肺弹性动脉顺应性下降→增加了右室射血的弹性阻力；③术后多因素（手术本身致术后早期肺膨胀不全、胸膜粘连、引流管刺激，术后疼痛、躁动等增加氧耗，贫血，营养不良）造成的相对性缺氧→肺血管收缩。肺叶切除术后，也可出现左心功能不全，此患者也合并左心功能不全，主要原因为：①术后 PO_2 及 SaO_2 的下降，引起冠脉及肺血管缺氧性收缩；②肺叶切除术后，肺容积减少，肺组织的有效交换面积减少，导致肺内正常通气/血流比例改变，肺血流量分布不均匀，出现 PaO_2 下降；③开胸手术导致胸肺顺应性减低，以及手术后早期呼吸道分泌物增多，引起低氧。

患者为老年男性，肺叶切除术后，出现全心功能不全（右心功能不全为主），右心功能持续转差，最终出现全心功能不全；且患者术后存在双肺炎、术后心功能不全伴肺水肿，肺部感染难以控制，病情持续加重，最终死亡。

📋 病例点评

针对肺叶切除术后围手术期的处理，应注意以下几点：

1. 应早期监测心功能、出入量，控制输液速度、输液总量；

2. 应用降低肺动脉压的药物（可应用扩张肺动脉的血管活性药物：硝普钠、前列腺素 E 等，吸入一氧化氮），保护右心功能，降低肺叶切除术后心源性并发症的发生率；

3. 如患者出现低氧血症，应及时改善通气，避免持续缺氧状态。

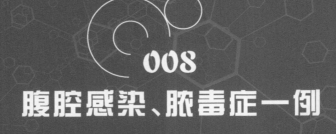

008
腹腔感染、脓毒症一例

📋 **病历摘要**

患者男性，54 岁。主因"突发上腹部剧烈持续性疼痛 4 小时"入院。

患者入院前日夜晚突发上腹部剧烈疼痛，持续不缓解，呕吐 2 次，呕吐为胃内容物，非喷射性；查血常规、生化未见明显异常，DIC：D－二聚体（D－D）897.1 μg/L。查腹主动脉 CTA 提示：肠系膜上动脉栓塞；腹腔干起始部管腔轻度狭窄。患者为行进一步手术治疗收入院。

诊断：急性肠缺血、肠系膜上动脉栓塞、小肠坏死？高血压病 2 级（中危组）、室性早搏（偶发）。

患者入院后完善相关检查，急诊行剖腹探查术，肠系膜上动脉切开取栓、内膜剥脱术。术中见：肠系膜上动脉夹层形成，假腔内可见血栓，术后于盆腔及肠系膜根部各留置一根引流管。术后1周内：患者间断发热，2017-5-8体温高峰达到38.9 ℃，监测血常规 WBC 升高至 12.7×10^9/L，患者术后诉明显腹胀，无排气、排便，持续胃管接胃肠减压，量较大（1100~2500 ml/日）。术后第8日，患者出现神志不清，呼之不应，血压下降至 74/45 mmHg，给予补液、多巴胺升压治疗，急查血气分析示代谢性酸中毒及Ⅱ型呼吸衰竭，给予纠酸、降钾治疗，给予气管插管呼吸机辅助呼吸，经抢救治疗，患者 SPO_2 96%，BP 115/74 mmHg，P 120 次/分，患者持续无尿，血肌酐升高至 492.3 μmol/L。为进一步治疗转入重症医学科。

转入后观察患者腹胀明显，腹部超声可见大量腹腔积液，予以诊断性腹腔穿刺，抽出暗红色不凝血，考虑肠坏死、腹腔感染、脓毒症。急诊全身麻醉下行剖腹探查＋肠粘连松解＋小肠部分切除＋右半结肠切除术，术中见：大量淡血性腹水，明显臭味、浑浊，吸出量 3000 ml，升结肠及盲肠大部分肠壁坏死，末端回肠 150 cm 完全坏死，部分肠管破裂；自屈氏韧带 50 cm 处以远空肠有 70 cm 部分坏死，部分浆膜破裂。术后保留升结肠旁沟、盆腔、小网膜囊共 3 支引流。术后给予亚胺培南＋去甲万古霉素＋氟康唑抗感染治疗。病原学检查：腹水培养：屎肠球菌＋鲍曼不动杆菌、痰培养：屎肠球菌、血培养：鲍曼不动杆菌。第二次术后 5 天加用替加环素。

二次术后第 6 天，患者升结肠旁沟引流增多，引流量 1340 ml/24 h，为脓性浑浊引流液。腹盆腔 CT 检查（图 13、图 14）：①腹部术后状态，腹腔内游离积气；腹腔积液、多发渗出；肠系膜水肿、增厚；②肠系膜上动脉及分支栓塞，部分肠壁缺血改变；肠梗

笔记

阻不除外；③腹腔干起始部管腔轻度狭窄。

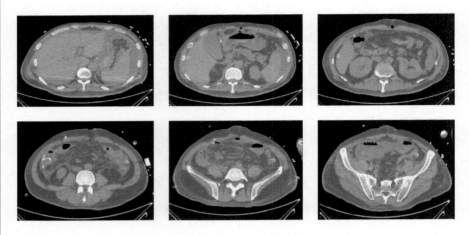

图 13　腹部 CT（二次术后第 6 天）

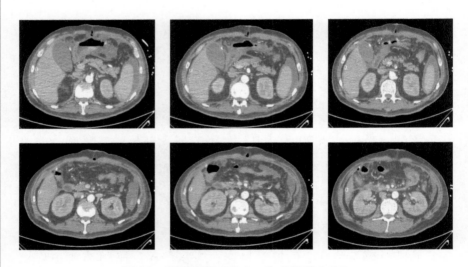

图 14　腹部增强 CT（二次术后第 6 天）

　　患者出现吻合口瘘，急诊行剖腹探查＋肠粘连松解＋回肠及结肠造口术，术中见：入腹后可见大量黄色稀便样液体外溢，分离粘连组织后找到原小肠结肠端侧吻合口漏，漏口大小为 5 mm，术后保留双侧结肠旁沟引流。

　　患者第 3 次术后再次转入重症医学科，诊断：小肠坏死、结肠穿孔、吻合口瘘、腹腔感染、血行感染、脓毒症、腹腔间隔室综合征。

术后给予患者积极抗感染治疗，继续亚胺培南＋替加环素＋去甲万古霉素＋氟康唑抗感染治疗，患者体温、血常规呈下降趋势，降钙素原下降；第3次术后第3日，将亚胺培南降级为头孢哌酮舒巴坦。病原学检查，腹腔引流（第3次术后第4日）：鲍曼不动杆菌（MDR）。腹腔引流（第3次术后第8日）：鲍曼不动杆菌（XDR）、芳香黄杆菌、挪威念珠菌。患者感染逐渐控制，脏器功能稳定，予以降级抗生素；第3次术后第8日停用替加环素；第3次术后第12日停用氟康唑。

患者脓毒症，合并急性呼吸窘迫综合征、感染性休克、急性肾损伤、急性肝损伤、弥散性血管内凝血、胃肠功能障碍、应激性溃疡，抗感染治疗同时，术后给予患者机械通气、补液扩容、血流动力学监测、血管活性药物维持血压、肾替代治疗。

患者感染控制，脏器功能逐渐稳定，顺利脱机拔管（图15），休克纠正，肾功能恢复，停止肾替代治疗，于第3次术后第15日转出ICU，至普通病房继续治疗。

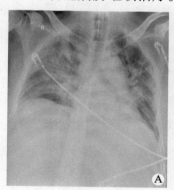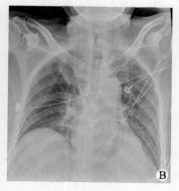

注：A：机械通气时胸部x线。B：脱机拔管后胸部x线

图15　胸部X线

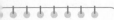

病例分析

复杂性腹腔感染（complicated intraabdominal infections），属继发性腹腔感染，感染致病菌不仅累及空腔脏器，还穿透原发受累的器官进入腹腔，引起腹膜炎或腹腔脓肿，并非单纯手术就能解决问题，对抗感染药物治疗有着更高的要求。复杂性腹腔感染（IAIs）的微生物学特点：①混合杆菌感染为特征（以肠杆菌科为主，大肠杆菌感染占多数）；②非发酵菌和厌氧菌感染比例增加（非发酵菌主要包括铜绿假单胞菌和不动杆菌）；③产 ESBL 的肺炎克雷伯杆菌和大肠杆菌比例升高。

腹腔感染患者一般存在高危因素，患者高龄合并心肺肝肾等基础疾病；合并感染导致的脏器功能障碍：脓毒症、脓毒性休克、肝肾功能障碍等；感染源的影响范围广，如弥漫性腹膜炎；细菌耐药情况；治疗应对措施不适当的或者延迟的感染源控制措施；不恰当的抗菌药物。

重症腹腔感染（intraabdominal infections，IAI）患者治疗主要分为以下几方面：①最重要的手段为控制感染源，在确诊腹腔感染的 24 小时内，应实施感染源控制，对于脓毒症或脓毒症性休克的患者，要更紧急地处理感染源；②微生物学评估：对社区获得性腹腔感染（CA - IAI）较高危患者和院内获得性腹腔感染（HA - IAI）患者，应对腹水或感染组织进行培养；③经验性抗感染治疗：对于 CA - IAI 患者经验性使用广谱抗菌药，确保覆盖较不常见的革兰阴性病原体，使用哌拉西林 - 他唑巴坦、多尼培南、亚胺培南、美罗培南或头孢吡肟 + 甲硝唑作为较高危患者的初始经验治疗首选药，头孢他啶 + 甲硝唑作为这类患者的替代方案，对于较高危患者，若没有正在接受哌拉西林－他唑巴坦或亚胺培南－西司他丁治疗，考虑添加万古霉素用于抗肠球菌经验治疗；对于 HA－IAI 患者，初始经验治疗可使用推荐 CA－IAI 较高危患者使用的广谱抗菌药，根据患者感染肠球菌属、MRSA、耐药的革兰阴性菌和念珠菌属感染风险，考虑添加其他药物经验治疗；④抗菌治疗时机：对于表现有脓毒症或脓毒症性休克的患者，在诊断 IAI 一小时内即开始抗菌治疗；⑤抗菌治疗持续时间：对于感染源得到充分控制的患者，应限制抗菌药物治疗为 4 日；因 IAI 出现继发性菌血症，已充分控制感染源且不再存在菌血症的患者，考虑限制抗菌治疗为 7 日；⑥以病原体为导向的抗感染治疗：对于得到满意的感染源控制和经验治疗的较低危患者，不要基于培养结果更改抗微生物治疗；对于较高危患者，如果培养结果检出对初始经验方案和后续计划方案耐药的微生物，要考虑修改抗菌治疗；对于较高危患者，常规降阶梯抗微生物治疗至最窄谱药物，或根据药敏采取有效药物。

　　本例患者主因肠系膜动脉血栓入院，持续迟发性肠坏死，肠切除术后再次出现吻合口瘘，腹腔感染明确，第 2、第 3 次手术及时切除坏死肠管、处理吻合口瘘、充分引流感染性腹水，对腹腔内感染源的清除起到至关重要的作用，同时，联合给予患者广覆盖抗感染治疗，使腹腔感染得到有效控制，后期患者体温、血常规、脏器功能均相对稳定，逐渐降级抗感染治疗，虽腹腔引流多次培养出多种病原体，根据指南，不考虑患者感染加重，未予升级或调整抗感染治疗。本例患者感染较重，脓毒症明确，抗感染治疗同时予积极脏器功能支持，为抗感染治疗起效、稳定抗生素血药浓度争取时间。

病例点评

  腹腔感染病因较为复杂，早期评估腹腔内感染者治疗失败和死亡的风险十分重要，识别出符合脓毒症、脓毒性休克的 IAI 患者，以及那些 APACHEII≥10 分的 IAI 患者，视作高危患者。建议此类高危患者尽早进行感染灶清除、规范化抗感染治疗，转诊至具备完备抢救手段、脏器功能支持手段的 ICU 进行监护治疗。

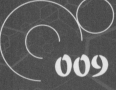

009
肝移植术后、胆瘘、腹腔感染、脓毒症一例

病历摘要

患者女性，44 岁。主因"皮肤及巩膜黄染 3 年余，意识不清 3 小时"入院。

患者 3 年前无明显诱因出现皮肤及巩膜黄染，下肢肿胀，于当地医院就诊，化验发现乙肝标志物阳性，同时结合 B 超等检查结果诊断"乙型肝炎肝硬化失代偿期，腹水"；1 年前皮肤及巩膜颜色黄染加重；8 月余前患者先后出现 4 次昏迷；3 小时前患者饭后再次出现意识不清，胡言乱语，为行进一步治疗，由门诊以"肝炎性肝硬化"收治入院。

既往曾有"甲型肝炎"病史，3 年余前发现乙型肝炎标志物阳性，5 个月前发现丁肝。

诊断： 肝性脑病（2~3 期）、乙型肝炎肝硬化失代偿期、肝功能 Child – Pµgh C 级、门静脉高压、食管胃底静脉曲张、腹水、脾大、脾功能亢进、低蛋白血症、丁型肝炎、胆囊结石伴慢性胆囊炎。

诊疗经过： 患者入院后完善术前准备，以及术前检查，无手术禁忌，在全身麻醉下行活体肝移植手术。术毕首次转入 ICU。APACHE Ⅱ 评分 16 分，死亡风险系数 35.94%。给予抗排异、抑酸、保肝、补液及预防感染等治疗。

术后第 4 日晚突发血压下降，心率增快，CVP 30 min 内由 13 mmHg 下降至 4 mmHg。床旁超声示脾周及盆腔液性暗区，于超声引导下右下腹诊断性穿刺抽出不凝血。同时左肝下快速引流出 500 ml 不凝血性液体，急查血常规血红蛋白由 98 g/L 下降至 74 g/L。考虑肝断面活动性出血不除外，当晚急诊行开腹探查＋脾部分切除术。术后当日拔除气管插管，术后第 2 天转至肝移植病房继续治疗，术后第 9 天顺利出院。

出院后第 21 天无明显诱因患者出现发热伴腹泻，解稀水样便，体温最高 39 ℃，伴咳嗽，不伴咳痰等特殊不适。来院检查行 CT 检查期间突然出现意识丧失、牙关紧咬，四肢抽搐。查体：BP 118/75 mmHg，HR 170bpms。患者神志欠清，不能言语。呼唤后可有点头示意，不能配合握手，双侧瞳孔等圆、等大 3 mm，对光反射存在，刺激肢体后四肢可有屈曲反应，GCS 评分 7 分。

血气分析提示低氧血症、代谢性酸中毒；生化提示低钾血症，血常规 WBC 74.30 × 10^9/L，GR% 90.9%，HGB 90 g/L，PLT 221 × 10^9/L。APACHE Ⅱ 评分 33 分，死亡风险系数 87.03%，SOFA 评分 5 分。再次转入 ICU 治疗。二次入院当日 CT 检查结果如图 16 所示。

笔记

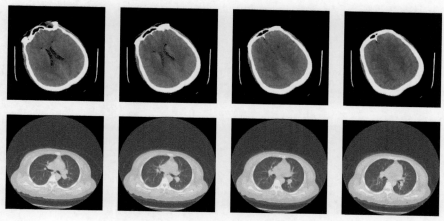

图 16　头、胸部 CT（二次入院当日）

　　入院当日外周血培养回报为 MRSA；入院第 2 天行腰穿检查，测 ICP > 330 mmH$_2$O，脑脊液外观无色微浑浊，潘氏试验阳性，白细胞 1440 × 10^6/L，多个核细胞占 80%。患者此次有腹泻症状、中枢系统症状、肺 CT 提示肺炎，因此感染部位考虑胃肠道、中枢神经系统及肺部。结合患者病史，考虑中枢神经系统感染为血行感染继发所致，感染灶起始部位为肺脏及胃肠道，脑脊液病原学检查虽无阳性结果，但考虑患者为免疫抑制状态，混合感染可能性较大。给予万古霉素、美罗培南、米卡芬净联合抗感染治疗，监测万古霉素血药浓度维持谷浓度 20 ng/ml。

　　治疗方案：①给予甘露醇脱水、丙戊酸钠静脉泵入 + 苯巴比妥肌注控制癫痫发作；②放置 PICCO 导管，根据血流动力学指标调整液体复苏方案及血管活性药物用量；③入院第 5 天，因癫痫发作，为行气道保护予患者气管插管接呼吸机辅助通气，并给予镇静镇痛治疗，第 12 天拔除气管插管；④患者存在高热、代谢性酸中毒及 AKI，给予 CRRT 治疗，至第 11 天以后转为 IHD；⑤给予 EN 支持，热卡 25kcal/（IBW·day）；⑥停用主要免疫抑制剂，仅保留糖皮质激素。二次入院第 14 天复查头、胸部 CT 如图 17 所示。

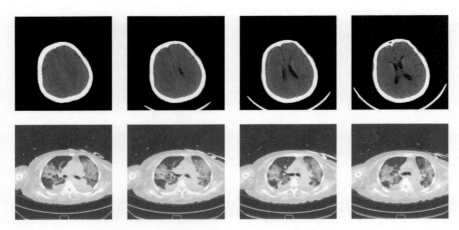

图 17　头、胸部 CT（二次入院第 14 天）

入院后第 17 天，肺部感染病变加重，出现呼吸衰竭，再次行气管插管。同时患者再次出现尿量持续 < 0.5 ml/（kg·h）超过 12 h，血肌酐进行性升高，液体累计正平衡较多，故再次予患者行右侧颈内静脉置管并行 CRRT 治疗。血培养及痰培养仍然提示 MRSA。定期复查腹部超声，发现肝周积液明显增加。入院第 20 天行超声引导下腹腔诊断性穿刺，共抽取 55 ml 黄色黏稠液体。第 21 天，肝移植医师考虑肝周积液为渗出性，不除外存在胆瘘可能性，予患者经皮经肝胆道穿刺，留置引流管以清除病灶。二次入院第 27 天腹部 CT 如图 18 所示。

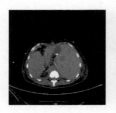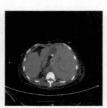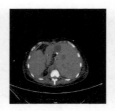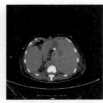

图 18　腹部 CT（二次入院第 27 天，经皮经肝胆囊穿刺术后）

穿刺引流后，患者体温高峰逐渐下降。第 34 天拔除气管插管，CRRT 逐渐过渡至 IHD。腹水培养为恶臭假单胞菌，根据药敏加用阿米卡星，痰培养为泛耐药鲍曼不动杆菌，血培养转阴。

患者入院第 46 天转至肝移植病房，第 69 天带腹腔引流管出院。出院后定期随访，胆瘘仍然存在，持续引流，择期行胆道修补术。并逐渐恢复抗排异治疗方案，移植肝功能恢复良好，其余器官功能稳定。二次入院第 47 天胸部、腹部 CT 检查如图 19 所示。

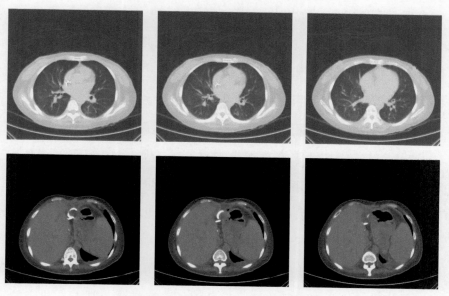

图 19　胸部、腹部 CT（二次入院第 47 天）

病例分析

胆瘘是肝移植术后胆道并发症的常见表现之一，总体发生率在 5.8%～24.5%，其发生与手术方式、胆道变异、血管损伤及供体质量等因素有关。与胆道并发症相关的病死率可达 6.0%～12.5%，严重影响了肝移植患者术后的生存质量。胆瘘常见的发生时间为肝移植术后 8～51 天，平均时间为 30 天。

胆瘘及其他胆道并发生的临床表现主要为发热、腹肌紧张及腹痛，体检多为腹部压痛、反跳痛及明显的腹膜刺激征。诊断主要依靠临床表现、肝功能及影像学检查。患者早期表现寒战、发热、腹痛、皮肤瘙痒等临床症状，查体见皮肤、巩膜可有黄染，腹痛、肌紧张。后期黄疸加重，可因胆管狭窄和胆泥形成而继发严重感染。以上症状可单独出现，亦可两种或多种症状伴随出现。有些患者临床表现并不典型。但当术后丙氨酸转氨酶（ALT）、总胆红素（Tbil）及碱性磷酸酶（AKP）明显升高，尤其 ALT 升高程度与后两者升高程度不成比例时，高度提示有胆道并发症，需要与排异、保存损伤、胆汁淤积性肝炎相鉴别。

诊断方法： 以往胆道并发症的诊断主要通过常规影像学检查（超声、CT）、侵入性胆管造影检查（T 管造影、内镜下逆行胰胆管造影术、经皮肝穿刺胆管造影术），以及术中探查发现。其中内镜下逆行胰胆管造影术不仅能显示病变的类型、部位、范围，同时还可立即行治疗，进行十二指肠乳头切开术、取石、内引流、外引流等，从而有效缓解胆管狭窄、梗阻及胆瘘等并发症。螺旋 CT 薄层增强扫描可清晰显示肝移植术后肝内外胆管扩张、结石、狭窄的部位，是术后及治疗后复查时的无创性检查方法。

磁共振胆管成像（MRCP）作为一种非侵入性胆管成像技术对胆道并发症的诊断有着良好的敏感性及特异性。MRCP 无须对比剂、无创伤、无并发症，可清楚显示胆道自然状态下的全貌，无论采用何种吻合方法，还是有无 T 管或是否对比剂过敏者均可进行。在没有磁共振的条件下，CT 胆管造影能有效显示肝门部胆管的状态。经皮经肝胆道造影（PTCD）能有效显示胆道吻合口处解剖状态从而了解胆总管狭窄的情况。但对于肝移植术后因弥漫性缺血而导致的胆道并发症，PTCD 常常不能做出明确的诊断。

针对术后胆瘘的治疗包括积极有效的明确并控制感染源，根据细菌培养结果有针对性应用抗感染治疗及营养支持等手段。但最重要的是要通过内引流或外科手术方式解除胆瘘，促进瘘口愈合，才能获得良好的效果。

本例患者早期临床表现为高热、继发性癫痫，以及菌血症。诊治期间，医疗团队将重点放在菌血症、肺炎及癫痫的对症治疗等方面，而没有确定细菌感染的真正源头。虽经大剂量广谱抗生素的治疗，但患者治疗效果欠佳，导致病情反复加重，诱发多器官功能不全。后期明确腹腔感染来源于胆道，并经充分胆道引流后，整体病情逐渐好转，器官功能恢复，最终出院。

病例点评

肝移植术后患者免疫力低下，是感染性疾病发生的高危人群。一旦术后出现菌血症要充分考虑所有可能的感染部位，尽早明确原发病灶，绝不能忽略手术部位的并发症。针对胆道并发症应早期足疗程联合抗感染治疗，并在监测药物浓度的指导下调整抗生素应用方案，确保安全用药。本病例再次验证了外科术后感染并发症只有进行了充分引流，才能真正有效的控制原发感染。在抗感染治疗的基础上给予全方位的器官功能支持，为患者争取时间，渡过难关。

病历摘要

患者男性，52 岁。因"发现乙肝标记物阳性 30 年余，纳差、乏力伴皮肤、巩膜黄染 1 个月"入院。入院诊断：慢性乙型、肝炎肝硬化、肝功能失代偿期、脾功能亢进症、脾大、肝性脑病、肝肾综合征、慢加急肝衰竭，Child – Pμgh 分级 C 级。患者入院当日夜间于全身麻醉下行原位肝移植术及脾切除术。术中出血 7000 ml，输红细胞 26U，血浆 2600 ml。患者术后当日出现腹腔活动性出血，低血容量性休克，给予成分血输注。术后第 1 天夜间行急诊剖腹探查止血术。术中见手术创面广泛渗血，无明确出血点。术后第 1 天起给予抗排斥治疗，方案为他克莫司 1.5 mg q12h、吗替麦考酚酯 500 mg q12h、甲强龙。术后新肝功能恢复良好，各器官功能曾一度相对稳定，但其后出现多部位混合型感染。患者术后 2 周出现第 1 次严重感染。患者体温、血常规及降钙素原（PCT）均明显升高，伴有寒战。术后 2 周加用盐酸万古霉素 0.5 g q8h。术后 1 个月出现第 2 次感染，反复发作。痰、血及胸腹腔引流液病原学检测结果均为 MRSA。第二次感染后，停用免疫抑制剂治疗，积极进行胸腹腔积液引流。临床给予抗生素治疗，万古霉素 0.5 g q8h ＋哌拉西林他唑巴坦钠 4.5 g q8h ＋替加环素 50 mg q12h（首次剂量 100 mg）。后因肌酐升高，停用万古霉素，调整为达托霉素 400 mg/d 应用 5 天。由于患者术后反复感染，逐渐出现多器官功能衰竭，最终于术后第 36 天死亡。

🔬 病例分析

　　20 世纪 40 年代初期人类发现的第 1 个抗生素——青霉素，在临床用于治疗金黄色葡萄球菌等引起的感染。随着青霉素的大量使用，1944 年 Kirb 第 1 次在科学杂志报道了产青霉素酶的金黄色葡萄球菌。进入 50 年代，产青霉素酶金黄色葡萄球菌感染在世界范围内不断增加，为解决金黄色葡萄球菌因产生青霉素酶而对青霉素发生耐药问题，1959 年第 1 个耐青霉素酶半合成青霉素——甲氧西林开始使用。但 1961 年在英国某医院发现了第 l 株耐甲氧西林金黄色葡萄球菌（MRSA）。随后 MRSA 在全世界范围内广泛传播，成为医院感染的重要病原体之一。MRSA 携带者是造成 MRSA 传播的重要因素。30% ~ 60% 的健康成人有金黄色葡萄球菌定植，其中10% ~ 20% 为长期定植，定植的部位主要在鼻前庭。Ⅰ型糖尿病、血液透析、静脉药瘾者、外科手术，以及获得性免疫缺陷综合征的患者金黄色葡萄球菌（包括 MRSA）的定植率明显增加。金黄色葡

笔记

萄球菌定植者发生金黄色葡萄球菌感染的危险性升高。

　　MRSA 感染的危险因素包括老年患者、男性、入住 ICU 的时间、慢性病患者、先前抗菌药物的应用、皮肤黏膜屏障破坏、中心静脉导管的放置等。其中入住 ICU 的时间、中心静脉导管的放置、先期抗菌药物的应用和同一个 ICU 中同时有 2 例以上的患者有 MRSA 定植是 MRSA 感染的独立危险因素。MRSA 虽然被称为耐甲氧西林金黄色葡萄球菌，但该菌除了对甲氧西林耐药外，包括对 β - 内酰胺类药物在内的多种抗菌药物也表现出耐药。医院内获得性 MRSA 携带多重耐药基因，除对 β - 内酰胺类抗菌药物耐药之外，对大环内酯、林可酰胺类等多种非 β - 内酰胺类抗菌药物耐药。因此，目前对于医院内获得性 MRSA 感染，糖肽类药物仍为首选，另外新开发的利奈唑胺（1inezolid）、达托霉素（daptomycin）、替加环素（tigecycline）也可选用；而社区相关性 MRSA 感染除了上述药物之外，还可以根据病情选择林可酰胺类、大环内酯类、氟喹诺酮类，以及复方磺胺甲噁唑等抗菌药物。

　　本例患者主要特点总结如下：①接受肝脏移植术后规律接受免疫抑制剂治疗，存在感染的高危因素；②常规应用广谱抗生素预防感染；③因发生术后腹腔出血并发症而再次接受开腹探查，且住 ICU 时间明显延长；④存在生理解剖屏障破坏，包括开腹手术、深静脉导管留置、胸腔引流、导尿管留置，以及机械通气。首先，该患者在有明确病原学依据情况下先后使用了针对 MRSA 感染的抗生素，包括万古霉素、替加环素、达托霉素。但该患者 MRSA 感染后的治疗不仅仅限于抗生素的选择，其中病灶的引流和去除是最重要的措施，包括脓肿切开、感染性胸腹水引流、痰液引流、相关导管的拔除等。其次，在病情允许的情况下尽可能去除诱因，包括免疫抑制剂的减量应用甚至停用、预防性应用抗生素时尽量避免不必要的"广覆盖"治疗，同时做好接触隔离和医护人员手卫生，避免交叉感染。最后，在抗生素选择方面需要结合患者感染部位、各器官功能状态，要充分考虑对 MRSA 的 MIC 值及病灶部位药物分布等情况。

病例点评

该患者为中老年男性，因肝硬化、肝功能失代偿行肝移植手术治疗，术后早期发生腹腔大量出血、低血容量性休克而再次行开腹探查、止血手术，并常规应用甲强龙、FK506 抗排斥治疗，术后持续发热，腹腔引流液、血培养、痰培养、胸水培养均为 MRSA，虽然给予积极引流、抗感染治疗，但患者感染无法有效清除，最终死亡。患者具备 MRSA 感染的多个高危因素，包括老年、男性、天然屏障破坏（开腹手术）、免疫功能抑制、长时间住 ICU。感染控制不佳的主要原因是：腹腔感染灶不能有效清除致全身多部位发生 MRSA 感染，术前、术后均存在免疫功能下降。尽管针对 MRSA 感染目前有几种药物可供选择，但因为药物不恰当应用等原因会导致耐药菌出现。因此，对 MRSA 的抗感染治疗不能仅仅局限于药物的选择，更要重视用药指征、病灶清除等。

笔记

011
肝移植术后乙型脑炎一例

病历摘要

患者女性，67 岁。主因"诊断自身免疫性肝炎 10 年，为行肝移植手术入院"。患者自身免疫性肝炎后肝硬化诊断明确，存在门静脉高压、食管胃底静脉曲张、消化道出血、肝功能衰竭状态，既往有系统性红斑狼疮及风湿性心脏病。

入院后完善相关检查，无明显手术禁忌，行肝移植手术，手术过程顺利，术后给予甲强龙、普乐可复、骁悉抗排异，马斯平、丽科伟及稳可信控制感染。术后肝功能逐渐恢复，术后第 11 天患者突发高热，体温最高 38.4 ℃，考虑感染加重，调整抗生素为美平＋稳可信＋丽科伟抗感染治疗，期间神志逐渐恶化，伴有意识障碍，术后第 15 天体温最高达 42 ℃，伴有意识障碍，完善头颅 CT

检查，结果提示：①双侧丘脑及尾状核头、双侧颞叶钩回、海马旁回异常信号，性质待定，感染性病变（乙脑感染）？静脉血栓形成？渗透性髓鞘溶解症？基底动脉尖综合征？其他？②右侧额叶急性腔隙性脑梗死；③脑白质脱髓鞘改变。同时为除外药物相关性因素所致，术后第 17 天调整抗生素为舒普深 + 稳可信 + 丽科伟抗感染治疗，患者神志继续转差，间断出现四肢抽搐，颈强直，病理征未引出，不除外中枢神经系统感染，术后第 19 天调整为舒普深 + 替加环素 + 米开民抗感染治疗，头颅 MRI 示右侧基底节病变，陈旧病变可能，右侧额叶新发小灶脑梗，为进一步加强监护治疗转入 ICU。转入 ICU 后患者深昏迷状态，于术后第 20 天及第 23 天两次完善腰穿检查并送检相关化验，脑脊液及外周血乙脑病毒 IGM 阳性，考虑乙型脑炎诊断明确，给予阿昔洛韦同时予以醒脑静、安宫牛黄丸促醒等对症治疗。后神志较前好转，呼唤可睁眼，但四肢肌力差，予以申请康复科会诊协助治疗，患者转入后存在意识障碍、二氧化碳潴留，转入后第 2 天行气管插管接呼吸机辅助呼吸，神志好转后应用呼吸机 6 天后拔管，其他脏器功能相对稳定，在 ICU 住院 13 天后患者神志清楚，GCS 12 分，病情稳定转至普通病房。

病例分析

　　患者肝移植术后第 12 天出现高热，乙脑潜伏期通常为 4 ~ 21 天，符合潜伏时间窗。乙脑临床表现前驱期通常在病程 2 周左右出现发热，患者 8 ~ 10 天出现发热，血常规偏高，与乙脑血常规相符，临床表现符合乙脑表现。脑脊液回报结果符合乙脑诊断标准。患者脑脊液、外周血乙脑病毒 IGM 阳性，乙脑患者通常发病 2 ~ 3 周 IGM 出现高峰。综合以上，乙脑诊断明确。患者术前一般状态差，基础为自身免疫性肝病，自身免疫力低下，不除外术前处在感染潜伏期，但近年来北京市未报道乙型肝炎发病，且住院感染率低，因此考虑器官移植所致可能性存在。乙脑病毒传播途径通常为虫媒传播或者母婴传播，经输血、器官移植等传播未见报道，依据目前检测手段，病毒血症时间一般为 5 天，可以追溯移植肝来源及死因协助诊断。患者发病后出现意识障碍，为气道保护行气管插管，无呼吸节律改变，未出现其他脏器损伤表现，转入 ICU 后 5 天可遵嘱活动，恢复尚可，查体一侧病理征阳性，肌张力增高，颅压不高，综上判断普通型可能性大，普通型病程一般为 1 个月，急性期 7～14 天，故患者预后评估较好，基本不会遗留后遗症。患者经过积极治疗后亦顺利脱机拔管，神志清楚、肌力恢复转出 ICU，符合疾病进展过程。

病例点评

　　肝移植术后出现意识障碍患者应完善腰椎穿刺及病原学检查，警惕供肝来源的乙型脑炎、狂犬病等疾病可能。此外，把控供肝来源，减少传染性疾病传播可能。早期发现、早期治疗有助于改善预后。

012
亲体肝移植术后患儿发生淋巴瘤
导致多发肠穿孔一例

病历摘要

　　患儿1岁，体重8 kg。1年前于外院行"胆道检查"提示胆道闭锁Ⅱ型，于2015-3-12行剖腹探查术加葛西手术。3个月前在我院完善肝移植术前准备。考虑患儿胆汁淤积性肝硬化、门静脉高压、食管及胃底静脉曲张、脾大、脾功能亢进、胆道闭锁葛西术后等诊断明确，于2016-4-15于我院全身麻醉下行"亲体肝移植术"。手术顺利，术后他克莫司抗排异治疗，同时给予抗凝、抗感染等治疗，术后恢复好，定期随访。

　　本次为入院3天前（2016-9-18）患儿无明显诱因出现发热，38 ℃以上，不伴寒战，腹泻，无腹痛、恶心、呕吐，无尿频、尿急、尿痛等不适。自发病以来，精神可，纳差、睡眠可，大便呈浅

61

黄色，便稀，小便呈黄色，体重增长缓慢。

查体：T 37.0 ℃，P 103 次/分，R 23 次/分，BP 105/58 mmHg，营养可，表情正常，神志清楚，查体欠合作。全身皮肤黏膜轻度黄染，全身浅表淋巴结未触及肿大，巩膜轻度黄染，双肺叩清音，呼吸音清，未闻及干湿性啰音，心率 106 次/分，心律齐，双下肢未见水肿，专科情况：全身皮肤及巩膜轻度黄染，全腹稍膨隆，可见一斜行长约 12 cm 手术瘢痕，未见腹壁静脉曲张，腹软，无压痛、反跳痛及肌紧张。触诊肝大，肋下 5 cm，剑突下约 3 cm，脾大，肋下约 3 cm，质地韧，胆囊未触及。全腹叩诊呈鼓音，肝脾肾区无叩痛，移动性浊音不配合。听诊肠鸣音正常，约 3 次/分。行 CT 检查不除外肠梗阻，于 2016 - 9 - 25 行剖腹探查术，术中发现回肠多发肠穿孔，行回肠修补，部分回肠肠管切除和回肠造瘘术。术后 7 天因引流液浑浊，伴发热，不除外肠瘘，于 2016 - 10 - 2 再次手术探查，发现再发肠穿孔梗阻，行穿孔修补和结肠造瘘术。术后给予积极抗感染治疗，顺利脱机拔管，引流液颜色转清，体温、血常规正常，考虑感染趋于稳定。但术后一直心率快，为 140 次/分，伴血乳酸升高，始终在 2 ~ 4 mmol/L 水平。后转回肝移植病房继续治疗。10 月 9 日，手术病理结果回报如下（图 20）：

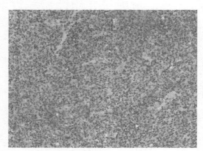

HE×40

图 20　患者小肠组织病理

病理结果显示：切除小肠一段，长 8 cm，直径 3 cm。（部分肠管）小肠全层水肿，广泛瘀血、瘀血性出血及局部坏死。两侧断端未见坏死，内见血管内瘀血及急性浆膜炎。并见部分肠管淋巴组织显著增生。免疫组化：CD3（少部分 +），CD20（弥漫 +），CD21（-），Ki-67（>50% +），CD10（-），Mum-1（+），Bcl-2（-），Bcl-6（+），CD5（少部分 +），CD56（-），GranB（散在 +），TIA-1（散在 +），C-myc（散在 +），TdT（-），EBNA-2（+）。原位杂交：EBER（+）。诊断考虑：PTLD，单形性，弥漫大 B 细胞淋巴瘤（图 20）。

病例分析

移植后淋巴增殖性疾病（posttransplant lymphoproliferative disorders，PTLD）是器官和细胞移植后发生的最严重并发症之一，30 多年前就已经被临床医师发现，目前认为 PTLD 不是一个独立疾病，而是一组包括多种疾病形式的综合征，发病机制上与 EB 病毒（Epstein-Barr Virus，EBV）感染有关，临床有三种主要类型：①表现为感染性单核细胞增多症样的急性患者，常在抗排异治疗后的 2~8 周内发生；细胞和分子遗传学分析显示为 B 细胞多克隆增殖，约占 PTLD 的 55%；②为 B 细胞多克隆增殖，临床表现与第一型相似，但存在早期恶性转化的依据如克隆性细胞遗传学异常和（或）IgH 基因重排，约占 30%；③临床上表现为结外实体瘤，为单克隆 B 细胞增殖，约占 15%。PTLD 是最常见的器官移植并发的恶性肿瘤，占所有并发肿瘤的 16%，而在儿童移植患者可高达 52%。与普通人群发生的淋巴增殖性疾病具有不同特征，在前者约 93% 为非霍奇金氏淋巴瘤（Non-Hodgkin's lymphoma，NHL），而后者中 NHL 占 65% 。PTLD 中的大部分 NHL 为大细胞淋巴瘤，其中绝大部分为 B 细胞性，结外病变常见，约占 70% 病例。该患儿即为弥漫大 B 淋巴瘤。PTLD 也可以起源于 T 淋巴细胞，有报道占 12.5% 。PTLD 与普通人群淋巴瘤相比，对治疗反应差，预后不良。本例患儿在肝移植术后出现发热，腹泻，黄疸，手术探查发现小肠多发穿孔，与常见移植术后免疫低下引起肠道感染不相符合，故应考虑到 PTLD 可能性，最终由病理学结果证实为移植术后导致的 PTLD 。

病例点评

故对于实体脏器移植后出现发热，腹痛，包块的患者，特别是亲体肝移植术后的小儿患者，除了考虑感染性疾病以外，应特别注意 PTLD 的可能性，行病理学检查明确诊断，以进行特异治疗，改善预后。

013
急性胰腺炎一例

病历摘要

患者女性，67 岁。因"无明显诱因上腹痛 2 天，持续加重伴发热半天"入院。患者入院两天前无明显诱因出现腹痛，以中上腹为著，为撕扯样痛，疼痛持续不能缓解，伴乏力、食欲不振，自发病以来无法进食、进水，无发热、腹泻，无反酸烧心、恶心呕吐、皮肤巩膜黄染等伴随症状。

既往糖尿病 40 年，门冬胰岛素三餐前 20 IU，甘精胰岛素 20 IU、qn，控制血糖，控制不佳，后发现糖尿病视网膜病变及糖尿病周围神经病变，具体时间不详，口服甲钴胺分散片营养神经。动脉粥样硬化 3 年，左侧颈部动脉狭窄，并植入支架，后规律口服阿司匹林肠溶片抗血小板聚集、欣康扩冠治疗。高血压 1 年，最高 220/110 mmHg，口服替米沙坦片、苯磺酸氨氯地平片控制血压，未规律监测。曾有飞蚊症行激光术，白内障行玻切术，具体时间不详。余病史无特殊。

入院 1 天前因上腹部疼痛局部加剧就诊，查体意识不清，呼叫不能应答，间断躁动，胃管引流出咖啡样液体，潜血试验强阳性，BP 140/70 mmHg，HR 102 次/分，RR 19 次/分，SPO_2 99%，双肺呼吸音粗，按压上腹部患者表情痛苦，双下肢不肿。化验检查示：白细胞显著增高（$23.56 \times 10^9/L$），血糖显著增高（54.47 mmol/L）、尿酮体阳性（4＋）、血淀粉酶明显升高（1876 U/L）、肝肾功能变化（肌酐 259 μmol/L，尿素氮 15.6 mmol/L，谷草转氨酶 46.5 U/L，谷丙转氨酶 16 U/L），血钾 8.58 mmol/L，血钠 128.8 mmol/L，血气分析示代谢性酸中毒（pH 6.85，BE −30.1 mmol/L，HCO_3 2.3 mmol/L），腹部 CT 检查示（图 21）胰腺轮廓模糊，胰周脂肪间隙模糊，给予吸氧、心电监护、灌肠、胃管置入、抑酸、抑酶、抗感染、碳酸氢钠静点纠酸、补液、改善循环、镇静镇痛治疗，为进一步诊治收入 ICU。收入后给予抗感染治疗，监测感染指标逐渐好转后将抗生素降级，同时给予禁食、禁水、肠外营养支持、抑酸、抑酶、中药外敷、足三里封闭及甘油灌肠，控制血糖、保肝等治疗，监测肝、肾功能恢复正常，血清总淀粉酶逐渐下降至正常，腹痛及腹胀好转。此后患者呼吸、循环情况稳定，肝肾功能恢复，转至普通病房进行后续治疗，好转后出院。在院时间共 23 天，ICU 住院日为 10 天。

临床诊断："急性胰腺炎（中重度），糖尿病酮症酸中毒，糖尿病高渗性昏迷，急性肾损伤（KDIGO 2 期），急性肝损伤，低钠血症，高钾血症，2 型糖尿病，糖尿病视网膜病变，糖尿病周围神经病，高血压 3 级（很高危），动脉粥样硬化，颈动脉支架置入术后"。

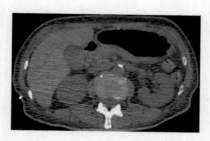

图 21　入院后查腹部 CT 提示胰腺轮廓模糊，胰周脂肪间隙模糊

病例分析

急性胰腺炎（acute pancreatitis，AP）是指多种病因引起的胰酶激活，继以胰腺局部炎症反应为主要特征的疾病，病情严重者可发生全身炎性反应综合征（systemic inflammatory response syndrome，SIRS）并可伴有器官功能障碍（organ dysfunction，OD）。可将 AP 分为轻症（mild acute pancreatitis，MAP）、中度重症（moderately severe acute pancreatitis，MSAP）和重症（severe acute pancreatitis，SAP）三大类。诊断标准如下：①MAP：无局部或全身并发症，无器官功能衰竭，通常在 1～2 周内恢复。MAP 占 AP 的 60%～80%，病死率极低。②MSAP：伴有局部或全身并发症，可伴有一过性的器官功能衰竭（48 h 内可恢复）。MSAP 占 AP 的 10%～30%，病死率＜5%。③SAP：伴有持续的器官功能衰竭（持续 48 h 以上），可累及一个或多个脏器。SAP 占 AP 的 5%～10%，病死率高达 30%～50%。

症状和体征： MAP 仅有腹痛，或伴有腹部压痛。中度重症以上 AP 可伴有腹胀、腹部膨隆、发热等。SAP 患者可出现口唇发绀、四肢湿冷、皮肤花斑、腹腔高压、尿量减少、Grey – Turner 征、Cullen 征等，甚至出现意识模糊或胰性脑病。

笔记

实验室检查：血清淀粉酶和脂肪酶：血清淀粉酶和脂肪酶＞3倍正常值上限是 AP 的诊断指标，但不能反映 AP 的严重程度。肝肾功能及血常规：肝功能检测可明确 AP 是否由胆源性因素引起，并判断是否存在肝损伤，血肌酐检测可以评估是否存在肾损伤。血常规中的白细胞计数和分类对于判断感染和 SIRS 有一定价值，红细胞比容（hematocrit，HCT）可反映 AP 是否伴有血容量不足。血糖、血脂和电解质：血糖水平可以反映胰腺坏死程度，血脂检测可明确 AP 是否由高脂血症引起，电解质检测（包括血钙）可以一定程度上反映 AP 的严重程度。炎症指标：C - 反应蛋白（C - reactiveprotein，CRP）、白细胞介素 6 等可以反映全身炎症反应；血清降钙素原（procalcitonin，PCT）是反映 AP 是否合并全身感染的重要指标，PCT ＞ 2.0 ng/ml 常提示脓毒血症；血清乳酸水平对于判断 AP 合并感染也有一定价值。动脉血气分析：可以反映血液 pH 值、动脉血氧分压、二氧化碳分压等指标，对于判断 AP 是否存在缺氧、急性呼吸窘迫综合征（acute respiratory distress syndrome，ARDS）或肺水肿有重要价值，从而有助于判断 AP 的严重程度。

影像学检查：胰腺 CT 扫描是诊断并判断 AP 严重程度的首选影像学方法。建议在急诊患者就诊后 12 h 内完成 CT 平扫，可以评估胰腺炎症的渗出范围，同时亦可鉴别其他急腹症。发病 72 h 后完成增强 CT 检查，可有效区分胰周液体积聚和胰腺坏死范围。

AP 严重度评分：判断 AP 严重程度的评分标准较多，根据临床需要选用。如 APACHEⅡ评分≥8 分，BISAP 评分Ⅰ＞3 分，MCTSI 评分 t＞4 分可考虑中度重症以上 AP，具体评分可参考相关指南。

AP 急性期的治疗重点应放在缓解症状、阻止病情加重（或早期识别中度重症以上 AP）等方面，可尽早恢复饮食，除胆源性 AP 外不需要应用抗生素治疗。

1. 一般治疗：短期禁食，对有严重腹胀者应采取胃肠减压等措施。MAP 患者腹痛减轻或消失、血淀粉酶下降至接近正常、肠道动力恢复时可以考虑开放饮食，开始以流质为主，逐步过渡至低脂饮食，液体治疗只要补充每天的生理需要量即可。

2. 抑制胰酶分泌：胰腺腺泡内胰蛋白酶的活化是 AP 的始动环节，生长抑素及其类似物（奥曲肽）可以通过直接抑制胰腺外分泌而发挥作用。可选用生长抑素 250 μg/h 或奥曲肽 25 ~ 50 μg/h 静脉滴注。质子泵抑制剂（proton pump inhibitors，PPI）或 M 受体拮抗剂可通过抑制胃酸分泌而间接抑制胰腺分泌，还可以预防应激性溃疡的发生。

3. 抑制胰酶活性：胰蛋白酶活化后将激活各种蛋白水解酶，造成胰腺实质和周围脏器的损伤。蛋白酶抑制剂（乌司他丁、加贝酯）能够广泛抑制与 AP 进展有关胰蛋白酶、弹性蛋白酶、磷脂酶 A 等的释放和活性，还可稳定溶酶体膜，改善胰腺微循环，减少 AP 并发症，主张早期足量应用。

4. 镇痛：疼痛剧烈时考虑镇痛治疗，在严密观察病情下可注射盐酸布桂嗪（强痛定）或盐酸哌替啶（哌替啶）。不推荐应用吗啡或胆碱能受体拮抗剂，如阿托品、山莨菪碱（654 - 2）等，因前者会收缩 Oddi 括约肌，后者则会诱发或加重肠麻痹。

该患者为老年女性，临床表现为撕扯样腹痛，以中上腹为著，伴有血淀粉酶升高大于正常值上限 3 倍，腹部 CT 示胰腺轮廓模糊，胰周脂肪间隙模糊，同时合并急性肾损伤、急性肝损伤脏器功能障碍，考虑诊断"急性胰腺炎（中重度）"明确。此外该患者既往存在糖尿病史，起病后存在意识障碍，血糖高、尿酮体阳性，伴有内环境紊乱，诊断明确。整体治疗积极有效，预后好。

🏥 病例点评

　　患者为老年女性，急性病程，结合临床表现、化验及影像学检查，主要考虑为急性胰腺炎（中重度），治疗相对积极，合理有效，预后较好。患者既往糖尿病伴血糖控制不佳，疾病急性期易出现严重应激性高血糖，予逐步控制、监测，避免低血糖，治疗过程中务必注意加强通腑，保证胃肠道通畅，降低腹腔内压力。此类老年患者，合并基础病较多，需尽早明确诊断后积极治疗，同时监测各个脏器功能，若出现脏器功能损伤及时对症给予脏器功能支持。

014
急性重症胆囊炎一例

病历摘要

患者男性，93岁。主因"突发右上腹痛10小时"入院。

患者10小时前无明显诱因突发腹痛，右上腹压痛明显，伴发热，体温最高 38.6 ℃，就诊于我院急诊，腹部超声提示胆囊增大（11.8 cm×5.4 cm）、胆囊壁增厚 0.9 cm、胆囊多发结石、胆总管宽约 1.2 cm。复查腹部 CT 检查提示（图22）：胆囊体积增大，壁增厚、毛糙，腔内可见结节状、条片状高密度影，胆囊周围脂肪密度模糊增高，可见条索影，肝周少许液体密度影，胆总管增宽。生化示胆红素明显升高、以直接胆红素升高为主，后患者出现意识转差，血压下降，血常规及中性粒细胞百分比明显升高，且 DIC 提示凝血功能异常，为进一步诊治收入重症医学科。

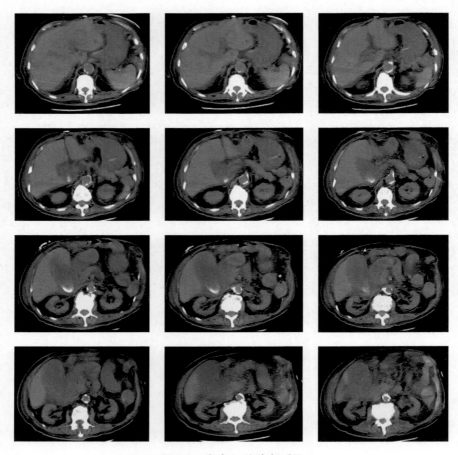

图 22　患者入院腹部 CT

患者既往冠心病史 30 年余，20 年前因急性前壁心肌梗死行冠状动脉造影检查。高血压病史 20 年余，血压最高 190/70 mmHg，基础血压（130～140）/（50～60）mmHg。2 型糖尿病史 20 年余。胆囊结石病史 5 年。

诊断：急性重症胆囊炎（胆囊结石引起）。

治疗：患者入院后给予积极禁食、补液、血管活性药物维持血压、亚胺培南西司他丁的抗感染、通腑等治疗，并立即请普外科会诊评估手术指证，普外科会诊，考虑患者高龄、基础疾病多、一般状况差，手术风险大，建议继续保守治疗，定期复查超声，必要时可在超声引导下行经皮经肝胆囊穿刺术。患者入院次日病情进一步加重，意识进一步转差、休克、凝血功能障碍进一步加重，胆红素进一步升高（以直接胆红素升高为主），急行 B 超引导下经皮经肝胆囊穿刺术，并放置引流管一根。行穿刺引流后，患者病情趋于稳定，神志逐渐转清、循环、凝血功能恢复，后穿刺引流液病原学回报：铜绿假单胞菌（对头孢哌酮 – 舒巴坦敏感），入院后第 8 天将亚胺培南西司他丁降级为头孢哌酮 – 舒巴坦。后患者病情进一步稳定，于入院后第 14 天拔出胆囊引流管并于腹腔镜下行胆囊切除术。患者于院后第 18 天转至普通病房，入院后第 27 天治愈出院。

病例分析

急性胆囊炎病因中 90%～95% 由胆囊结石引起，其他危险因素主要有：蛔虫、妊娠、肥胖、艾滋病及药物。其常见并发症主要有：胆囊穿孔、胆汁性腹膜炎、胆囊周围脓肿，有并发症提示预后差。其诊断：①症状和体征：右上腹疼痛（可向右肩背部放射），Murphy's 征阳性，右上腹包块，压痛，肌紧张，反跳痛；②全身反应：发热，CRP 升高（＞30 mg/L），白细胞升高；③影像学检查：超声、CT、MRI，发现胆囊增大，胆囊壁增厚，胆囊颈部结石嵌顿，胆囊周围积液等。此例患者存在右上腹疼痛、Murphy's 征阳性，伴有发热、白细胞升高，且超声、CT 发现胆囊增大，胆囊壁增厚，故此患者急性胆囊炎诊断明确。急性胆囊炎根据病情程度可分为轻度、中度、重度三级，轻度：胆囊炎症状较轻，未达到中、重度评估标准。中度（符合以下任意一条）：①白细胞＞18×10^9/L；②右上腹可触及包块；③发病持续时间＞72 h；④局部炎症严重：坏疽性胆囊炎，胆囊周围脓肿，胆源性腹膜炎，肝脓肿。重度（符

笔记

合以下任意一条）：①低血压，需要使用多巴胺 $>5\ \mu g/(kg \cdot min)$
维持；②意识障碍；③氧合指数 <300；④凝血酶原时间国际标准
化比值 >1.5；⑤少尿，血肌酐 $>20\ mg/L$；⑥血小板 $<10 \times 10^9/L$。
患者存在低血压、意识障碍，故诊断为急性重症胆囊炎。病原学方
面：急性胆囊炎致病菌中革兰阴性菌占 2/3，主要为大肠埃希氏菌、
铜绿假单胞菌、肺炎克雷伯菌；革兰氏阳性菌占 1/3，主要为粪肠
球菌、屎肠球菌及表皮葡萄球菌；14.0% ~ 75.5% 患者常合并厌氧
菌，以脆弱拟杆菌为主。此患者根据胆汁培养，致病菌为铜绿假单
胞菌。

　　急性胆囊炎应尽早请外科行胆囊切除术，此患者因基础情况
差，诊疗初期外科评估手术风险过大，入院次日行 B 超引导下经皮
经肝胆囊穿刺术，为手术赢得时机，患者入院后第 14 天病情稳定
于腹腔镜下行胆囊切除术，最终治愈出院。

🏥 病例点评

　　对于急性胆囊炎患者，胆囊结石为常见诱因，但胆囊结石无碎
石办法，故手术是首选，胆囊切除术是金标准，抗生素仅是支持手
段。《2016 年世界急诊外科学会急性结石性胆囊炎指南》建议，无
禁忌时，因其安全、可行、低并发症、短住院天数，腹腔镜胆囊切
除术为首选，对于轻度肝硬化、高龄（ >80 岁）、孕妇，均可行腹
腔镜胆囊切除术。对于急性轻度、中度胆囊炎患者，指南推荐立即
行腹腔镜胆囊切除术，对于急性重度胆囊炎患者，指南推荐先引流
再手术。此患者为急性重度胆囊炎，其先引流再手术的诊疗方案符
合国际指南推荐意见，患者最终痊愈出院，治疗效果佳。

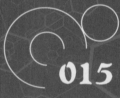

015
急性重症胆源性胰腺炎一例

病历摘要

患者女性，60 岁。因"右上腹部疼痛伴发热 3 天"入院。

既往胆结石病史 3 年余，曾行排石治疗无效，未给予其他治疗。否认高血压、心脏病史，否认糖尿病、脑血管病、精神疾病史。否认肝炎史、结核史、疟疾史。否认手术、外伤、输血史，否认食物、药物过敏史，预防接种史不详。余病史无特殊。

患者 3 天前进食油腻食物后突发上腹部剧烈疼痛，以中上腹及右上腹为著，为绞痛，向后背放射，屈曲位稍缓解，伴发冷、大汗，无发热，伴恶心、呕吐，呕吐物为胃内容物，无咖啡样物，呕吐后腹痛减轻，无皮肤、巩膜黄染、尿色加深等，2 天前患者自觉疼痛性质转变为持续钝痛，有阵发性绞痛加重，疼痛程度较前加

75

重，同时出现发热，伴寒战，体温最高 37.6 ℃，血常规示大致正常，生化示 AMY 1061 U/L；腹部 B 超示"胆囊炎、胆囊结石"，给予抗感染、抑酸、抑酶、禁食、禁水、胃肠减压、灌肠促动等治疗后病情仍无好转，患者心率加快至 147 次/分（窦性心动过速），同时呼吸急促，血氧饱和度进行性下降，SPO₂ 维持在 90% 左右，为进一步诊治收入 ICU。收入后复查胸腹部 CT 检查示（图23、图24）：急性水肿型胰腺炎可能，胰周积液，腹水，双侧胸腔积液并双下肺不张。给予抗感染、禁食、禁水、胃肠减压、抑酶、抑酸、肠外营养支持、对症补充白蛋白、灌肠、足三里穴位封闭治疗后患者淀粉酶降至正常。呼吸方面患者转入后氧合差，氧合指数 > 100 mmHg，胸部 X 线片可见双肺透过度降低，考虑存在 ARDS，给予气管插管接呼吸机辅助通气，胰腺炎控制后氧合较前转好，无二氧化碳潴留，顺利脱机拔管。患者病情趋于稳定，家属要求自动出院。在院时间共 10 天。

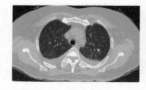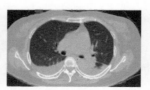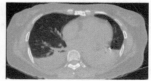

图23　肺部 CT 示双肺多发纤维条索影，考虑炎性病变；双肺钙化灶；双侧胸腔积液，双肺下叶膨胀不全

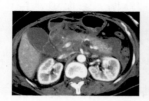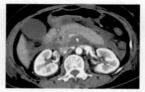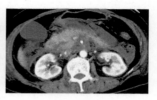

图24　腹部 CT 检查示急性水肿型胰腺炎可能，胰周积液，腹水

临床诊断："急性重症胆源性胰腺炎，双肺炎，ARDS（重度），低蛋白血症，腹腔积液，胸腔积液，胆囊结石伴胆囊炎"。

病例分析

急性胰腺炎（acute pancreatitis，AP）是指多种病因引起的胰酶激活，继以胰腺局部炎症反应为主要特征的疾病，病情严重者可发生全身炎性反应综合征（systemic inflammatory response syndrome，SIRS）并可伴有器官功能障碍（organ dysfunction，OD）。可将 AP 分为轻症（mild acute pancreatitis，MAP）、中度重症（moderately severe acute pancreatitis，MSAP）和重症（severe acute pancreatitis，SAP）三大类。诊断标准如下：①MAP：无局部或全身并发症，无器官功能衰竭，通常在 1~2 周内恢复。MAP 占 AP 的 60%~80%，病死率极低。②MSAP：伴有局部或全身并发症，可伴有一过性的器官功能衰竭（48 h 内可恢复）。MSAP 占 AP 的 10%~30%，病死率 <5%。③SAP：伴有持续的器官功能衰竭（持续 48 h 以上），可累及一个或多个脏器。SAP 占 AP 的 5%~10%，病死率高达 30%~50%。

症状和体征： MAP 仅有腹痛，或伴有腹部压痛。中度重症以上 AP 可伴有腹胀、腹部膨隆、发热等。SAP 患者可出现口唇发绀、四肢湿冷、皮肤花斑、腹腔高压、尿量减少、Grey – Turner 征、Cullen 征等，甚至出现意识模糊或胰性脑病。

实验室检查： 血清淀粉酶和脂肪酶：血清淀粉酶和脂肪酶 >3 倍正常值上限是 AP 的诊断指标，但不能反映 AP 的严重程度。肝肾功能及血常规：肝功能检测可明确 AP 是否由胆源性因素引起，并判断是否存在肝损伤，血肌酐检测可以评估是否存在肾损伤。血常规中的白细胞计数和分类对于判断感染和 SIRS 有一定价值，红细胞比容（hematocrit，HCT）可反映 AP 是否伴有血容量不足。血

笔记

糖、血脂和电解质：血糖水平可以反映胰腺坏死程度，血脂检测可明确 AP 是否由高脂血症引起，电解质检测（包括血钙）可以一定程度上反映 AP 的严重程度。炎症指标：C - 反应蛋白（C - reactiveprotein，CRP）、白细胞介素 6 等可以反映全身炎症反应；血清降钙素原（procalcitonin，PCT）是反映 AP 是否合并全身感染的重要指标，PCT > 2.0 ng/ml 常提示脓毒血症；血清乳酸水平对于判断 AP 合并感染也有一定价值。动脉血气分析：可以反映血液 pH 值、动脉血氧分压、二氧化碳分压等指标，对于判断 AP 是否存在缺氧、急性呼吸窘迫综合征（acute respiratory distress syndrome，ARDS）或肺水肿有重要价值，从而有助于判断 AP 的严重程度。

影像学检查：胰腺 CT 扫描是诊断 AP 并判断 AP 严重程度的首选影像学方法。建议在急诊患者就诊后 12 h 内完成 CT 平扫，可以评估胰腺炎症的渗出范围，同时亦可鉴别其他急腹症。发病 72 h 后完成增强 CT 检查，可有效区分胰周液体积聚和胰腺坏死范围。

AP 严重度评分：判断 AP 严重程度的评分标准较多，根据临床需要选用。如 APACHE Ⅱ 评分 ≥ 8 分，BISAP 评分 Ⅰ > 3 分，MCTSI 评分 t > 4 分可考虑中度重症以上 AP，具体评分可参考相关指南。

SAP 起病凶险，病程最长，SAP 急性期病死率高，通常伴有脏器功能衰竭，最易受累的系统或脏器依次是循环、呼吸和肾脏，因此治疗的重点是针对上述脏器功能的维护，还需注意腹腔高压的处理。

1. 早期液体复苏：SAP 一经诊断应立即开始进行液体复苏。通常建议第一个 24 h 输注的液体总量占发病 72 h 输液总量的 33.3%。输液种类包括胶体、平衡液或 0.9% NaCl 溶液。扩容时应注意晶体与胶体的比例，一般推荐的补液速度是 5 ~ 10 ml/（kg·h），特殊情况下可达到 12 ml/（kg·h）。液体复苏的目标为患者平均动脉压 65 ~ 85 mm Hg，心率 < 120 次/min，血乳酸显著下降，尿量 > 1 ml/（kg·h），HCT 下降到 30% ~ 35%（满足 2 项以上）。SIRS 消失也是液体复苏成功的标志之一。当判断患者液体复苏过量或组织间隙水肿时，可以适当提高胶体液输注比例，加用利尿剂以减轻组织和肺水肿。必要时可应用血管活性药物，包括去甲肾上腺素和多巴胺。

2. 呼吸功能支持：SAP 发生急性肺损伤时给予适当氧疗，维持氧饱和度在 95% 以上，动态监测患者血气分析结果。当进展至 ARDS 时，可予以有创机械通气。当患者病情好转时尽早脱机，避免出现呼吸机相关性肺炎、气压伤等呼吸机相关并发症。

3. 肾功能支持：持续肾脏替代疗法（continuous renal replacement therapy，CRRT）的指征是 SAP 伴急性肾衰竭，或经积极液体复苏后、持续 12 h 以上尿量 ≤ 0.5 ml/（kg·h）可根据病情选用合适的血液净化方式。

4. 腹腔高压/腹腔间隔室综合征（IAH/ACS）处理：腹腔高压（IAH）定义为持续或反复出现的腹腔内压力升高 > 12 mmHg；腹腔间隔室综合征（ACS）是指持续性腹腔内压力 > 20 mmHg（伴或不伴腹主动脉灌注压 < 60 mmHg），与新发脏器功能衰竭相关。IAH 可分为四级：Ⅰ 级（腹腔内压力 12 ~ 15 mmHg）、Ⅱ 级（16 ~ 20 mmHg）、Ⅲ 级（21 ~ 25 mmHg）、Ⅳ 级（> 25 mmHg）。处理方法有：①ICU 处理：密切监测腹腔压、腹腔灌注压（平均动脉压 - 腹腔压）和器官功能的变化；限制液体输入，如容量过负荷可行血液超滤或利尿；及早应用升压药物，有利于限制液体和维持腹腔灌注压；监测机械通气压力参数的变化，根据 IAH 的变化调整参数。②非手术处理：降低空腔脏器容量，包括鼻胃管引流，促进胃肠道动力，放置肛管减压，必要时行内镜减压；扩张腹壁，充分镇静镇痛以降低腹壁肌肉张力，必要时行神经肌肉阻滞；经皮腹腔穿刺置管引流腹腔积液。③手术处理：当存在持续性腹腔内高压（＞25 mmHg）伴有新发器官功能衰竭，且非手术减压措施无效，经过多学科讨论后可谨慎行剖腹减压手术，术后宜用补片等人工材料临时覆盖切口，避免造成肠损伤等并发症。

该患者临床表现为进食油腻食物后突发中上腹及右上腹绞痛，向后背放射，伴恶心、呕吐胃内容物，此后出现发热伴寒战，淀粉酶大于正常值上限3倍，腹部B超示"胆囊炎、胆囊结石"，胸腹部CT示"急性水肿型胰腺炎可能，胰周积液，腹水，双侧胸腔积液并双下肺不张"治疗过程中出现呼吸衰竭，曾予以气管插管接呼吸机辅助通气治疗，考虑诊断"急性重症胆源性胰腺炎，ARDS（重度）"等明确，病情控制后顺利脱机拔管，预后较好。

病例点评

患者老年女性，急性病程，结合临床症状、体征及影像学检查结果，同时考虑病程中出现ARDS，需呼吸机辅助通气支持治疗，主要考虑诊断为急性重症胰腺炎，整体治疗积极、有效，预后好。急性重症胰腺炎患者可能合并多脏器功能衰竭，注意监测各个脏器功能，若出现脏器功能损伤及时对症予脏器功能支持。此外，应注意加强通腑，降低患者腹腔内压力，可根据患者个体化情况应用内科及外科相关手段。该类患者既往即有胆囊结石病史，应注意定期监测，积极治疗，去除胰腺炎诱发因素。

016
重症急性胰腺炎一例

病历摘要

患者男性，33岁，主因"持续中上腹胀痛1日余，加重20小时。"于2016-6-13 17：50入院。

现病史：1日余前上午11时左右无明显诱因出现中上腹胀痛，疼痛持续不缓解，可耐受，伴恶心，20余小时前患者自觉腹部胀痛加重，左侧卧位稍好转，伴轻度胸闷，以急性胰腺炎收于外院，经保守治疗后病情无好转，且出现无尿、烦躁、心悸等症状，遂就诊于我院。

既往史：高血压病3级（高危组），高脂血症。2年前、1年前曾因暴饮暴食出现中上腹痛，外院诊断为急性胰腺炎，经保守治疗后好转。轻度脂肪肝。

查体：T 37.1℃，P 140次/分，R 48次/分，BP 95/75 mmHg，

81

鼻导管吸氧 2 L/min，脉氧饱和度 100%。急性面容，神清状弱，双肺呼吸音粗，双下肺可未闻及明显干湿性啰音，律齐，腹膨隆，质韧，全腹压痛，无明显反跳痛、肌紧张，脐周及腰背部未见青紫瘀斑，腹部触诊不满意。双下肢无明显水肿。

辅助检查：

血常规（2016 - 6 - 12，中国人民解放军某医院）：WBC 17.3 × 10^9/L，NE 85.4%，CRP 0.89 mg/L，HGB 164 g/L，PLT 308 × 10^9/L。

血常规（2016 - 6 - 13，中国人民解放军某医院）：WBC 17 × 10^9/L，NE 86.5%，CRP 96.22 mg/L，RBC 5.23 × 10^{12}/L，HGB 176 g/L，HCT 49.7%，PLT 232 × 10^9/L。

血常规（2016 - 6 - 13，本院入院急查）：WBC 13.80 × 10^9/L，GR 83.8%，RBC 3.62 × 10^{12}/L，HGB 120 g/L，HCT 36.3%，PLT 171 × 10^9/L。

尿淀粉酶（2016 - 6 - 12，中国人民解放军某医院）：36131 U/L。

生化（2016 - 6 - 13，中国人民解放军某医院）：AMY 6637 U/L，脂肪酶 27214 U/L，ALT 15 U/L，AST 195 U/L，T - BIL 67 μmol/L，D - BIL 46.9 μmol/L，ALB 36 g/L，Cr 265 μmol/L，Ca^{2+} 1.46 mmol/L，K^+ 4.5 mmol/L。

生化（2016 - 6 - 13，本院入院急查）：AMY 2238 U/L，ALT 47 U/L，AST 228.3 U/L，ALB 22.1 g/L，T - BIL 27.46 μmol/L，I - BIL 21.13 μmol/L，LDH 1179 U/L，Cr 458.3 μmol/L，BUN 12.39 mmol/L，Ca^{2+} 1.50 mmol/L，K^+ 5.3 mmol/L，CK 1073 U/L，CK - MB 15.20 ng/ml，TnI 0.088 ng/ml，TnT 0.032 ng/ml。

血气（2016 - 6 - 12，中国人民解放军某医院）：pH 7.5，PO_2

102 mmHg，PCO_2 27 mmHg，BE　-4 mmol/L。

血气分析（2016 - 6 - 13，本院入院急查）：pH 7.23，PO_2 93 mmHg，PCO_2 24 mmHg，HCO_3^- 10.1 mmol/L，BE　-15.7 mmol/L。

尿常规（2016 - 6 - 12，中国人民解放军某医院）：比重 1.030，酮体（±）。

DIC 初筛（2016 - 6 - 13，中国人民解放军某医院）：PT 13.9 s，APTT 32.3 s，PTA 57%，D - Dimer 8 mg/L。

DIC 初筛（2016 - 6 - 13，本院入院急查）：PT 14.90 s，APTT 18.70 s，D - Dimer 7.70 mg/L。

NTpro - BNP（2016 - 6 - 13，本院入院急查）：2019 pg/ml。

入院诊断： 急性重症胰腺炎，多脏器功能不全综合征，急性心肌损伤，急性肾损伤（KDIGO 3 级），代谢性酸中毒，高钾血症，急性肝损伤，腹腔间隔室综合症，低钙血症，腹腔积液，贫血（轻度），低蛋白血症，高血压病 3 级（高危组），高脂血症。

入院当日治疗

1. 一般治疗：吸氧，善宁、乌司他丁抑酶，泮托拉唑抑酸，还原型谷胱甘肽保肝，补液。

2. 抗感染：泰能 0.5 g q6h。

3. 床旁血滤肾替代治疗。

一、原发病方面

1. 症状：患者入院时全腹胀痛，伴排便次数增多，为黄色稀便。

2. 体征：腹膨隆，腹韧，脐周及腰背部未见青紫瘀斑，全腹压痛，无反跳痛及肌紧张，余查体无法配合。2016 - 6 - 15 出现脐周及腰背部青紫瘀斑，瘀斑面积逐渐增大（图25）。

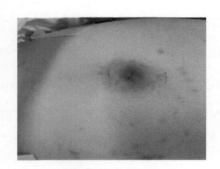

图 25　腹部视诊

患者入院后腹部 B 超检查如下（表 1）。

表 1　腹部 B 超

6 - 13	肝周可见条形暗区，深约 0.4 cm；脾下至左腹平脐水平可见游离液性暗区深约 2.3 cm；脂肪肝；胆泥淤积
6 - 14	腹盆腔游离液性暗区深约 3.5 cm；胰腺形态失常，周围液性暗区较宽处 3.1 cm，脾大，厚约 4.6 cm；脂肪肝（15 日行腹腔穿刺）
6 - 16	盆腔游离液性暗区，深约 4.8 cm
6 - 18	肝下液性暗区（11.5 cm×6.2 cm）；腹盆腔液性暗区（9.3 cm ×9.3 cm），内可见多发分隔；左右中腹结肠旁游离液性暗区，最深 2.8 cm
6 - 20	肝周暗区深约 3.2 cm；盆腔暗区深约 10.3 cm；胆囊淤胆；脂肪肝（行腹腔穿刺引流）
6 - 22	肝周液性暗区深约 3.5 cm，内可见多发分隔，脂肪肝、肝大、脾大、胆囊增大、胆囊壁增厚、胆囊淤胆
6 - 27	肝下液性暗区，深约 4.8 cm，内可见大量分隔，胰周弱回声区，最深约 4.3 cm，左肾周液性暗区，深约 2.5 cm

患者入院后淀粉酶变化如下（图 26）。

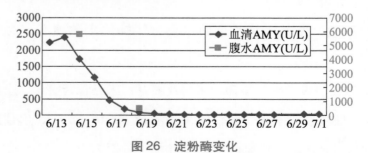

图 26　淀粉酶变化

患者入院后排便情况如下（图27）。

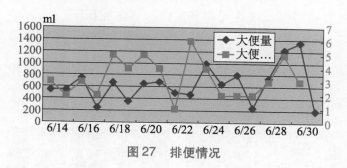

图27 排便情况

患者入院后腹内压变化如下（图28）。

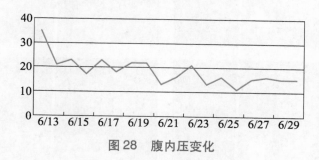

图28 腹内压变化

腹部CT检查示（2016 – 6 – 14，图29）：胰腺弥漫性肿大，轮廓不清，实质密度不均匀稍减低。腹盆腔脂肪间隙密度增高，以胰

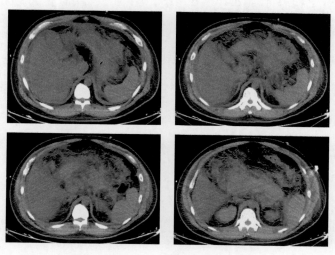

图29 腹部CT（2016 – 6 – 14）

腺周围为著，见多发絮状、条索状高密度影及液体密度影；双侧肾前筋膜及腹膜增厚。胰管无明确扩张。腹盆腔积液。

腹部CT（2016 – 6 – 21，图30）较2016 – 6 – 14 片：急性胰腺炎，较前胰腺实质密度减低，周围渗出变化不大，腹盆腔积液似稍增多，双侧皮下脂肪水肿较前新出。

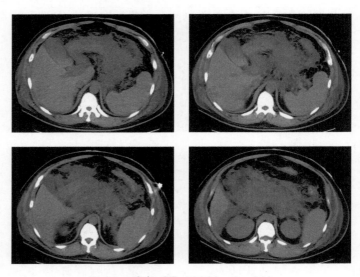

图30　腹部CT（2016 – 6 – 21）

腹部CT检查示（2016 – 6 – 28，图31）：胰腺正常结构消失，境界不清，大部分区域密度减低，近见少许正常腺体密度影；胰周间隙、小网膜囊、脾门区、肠系膜间隙、双侧结肠旁沟可见大量水样密度影；盆腔内亦可见水样密度及索条影；双肾周筋膜增厚。肝、脾周围可见少量液性密度。

治疗

1. 善宁、乌司他丁抑酶。

2. 法莫替丁抑酸。

3. 每日通腑（中药灌肠、足三里封闭、中药敷肚）。

4. 力平之降脂治疗。

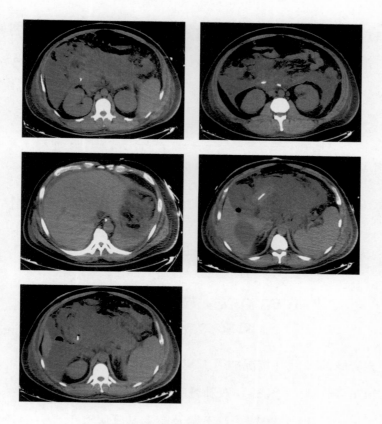

图 31　腹部 CT（2016 - 6 - 28）

5. 6 - 15 行腹腔诊断性穿刺，6 - 20 行腹腔穿刺引流，引流液性质均为渗出液。

二、神志方面

1. 患者入院当日晚出现暴躁、双眼上翻、呼之不应，给予镇静、镇痛治疗，循环呼吸相对稳定后逐渐间断镇静治疗，镇静间期意识清楚。

2. 完善头颅 CT 检查未见明显异常。

三、呼吸系统

1. 患者入院时自诉喘憋，给予鼻导管吸氧，脉氧可维持于 98%，当晚 8 : 30 出现心慌、喘憋加重，予以更换为储氧面罩吸氧，11 : 30pm

出现意识障碍、呼之不应,心率、脉氧下降,予气管插管接呼吸机辅助通气、镇静镇痛治疗,患者入院来氧合指数变化情况如下(图32)。

2. 查体:(入院)双肺呼吸音粗,未闻及干湿啰音,(次日)出现双下肺呼吸音低,(17日)右上肺闻及少量湿啰音。

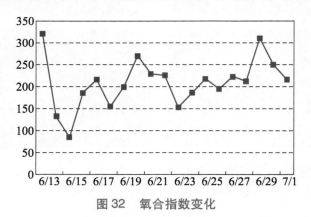

图32　氧合指数变化

床旁胸部 X 线片情况如下。

2016 - 6 - 13 (图33) 双肺呼吸音粗。

2016 - 6 - 17 (图34) 双下肺及右上肺呼吸音低,右上肺少量痰鸣音。

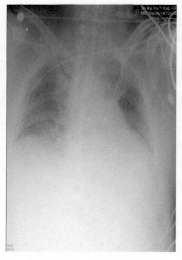

图33　2016 - 6 - 13 床旁
胸部 X 线片

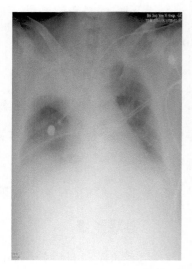

图34　2016 - 6 - 17 床旁
胸部 X 线片

2016 – 6 – 19（图 35）双上肺少量痰鸣音，双下肺呼吸音低。

2016 – 6 – 24（图 36）双肺呼吸音粗、双下肺呼吸音低。

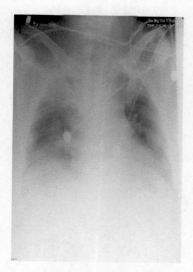
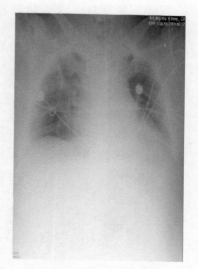

图 35　2016 – 6 – 19 床旁　　　　图 36　2016 – 6 – 24 床旁
　　　胸部 X 线片　　　　　　　　　　胸部 X 线片

2016 – 6 – 14 胸部 CT 检查示（图 37）：双侧胸腔积液；双肺实
变病灶，肺膨胀不全或炎症。B 超：双侧胸腔积液，左侧深约

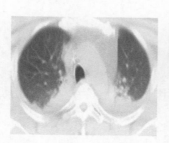
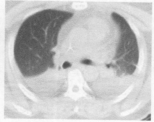
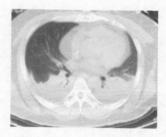

图 37　2016 – 6 – 14 胸部 CT

1.6 cm，右侧深约 2.2 cm。

2016 - 6 - 21 胸部 CT 检查示（图 38）：双侧胸腔积液，较前减少；双侧实变病灶，较前略减轻。B 超：双侧胸腔未见积液。

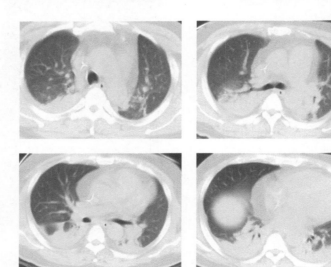

图 38　胸部 CT 2016 - 6 - 21

四、感染方面

见表 2、图 39 所示。

五、循环方面

1. 入院后出现休克，给予去甲肾上腺素持续泵入，后循环逐渐稳定，逐渐减停去甲肾上腺素。

2. 超声心动图：左房增大，主肺动脉压增高。

3. PICCO 指数情况（图 40）。

4. 心肌酶学情况（图 41）。

5. BNP 变化情况（图 42）。

6. 入院后患者出入量情况（图 43）。

笔记

表2　感染情况

	6月13日	6月14日	6月15日	6月16日	6月17日	6月18日	6月19日	6月20日	6月21日	6月22日	6月23日	6月24日	6月25日	6月26日	6月27日	6月28日	6月29日	6月30日	7月1日
T(℃)	37.1	37.2	36.5	37.5	38.2	37.9	38.1	37.4	37.9	37.5	36.5	37.1	37.8	38	37.9	37.5	38.4	37.7	37.6
WBC(×10⁹/L)	13.8	12.5	8.7	12.2	14.0	19.1	22.8	16.5	15.2	13.8	11.0	10.0	10.0	13.3	14.5	12.9	13.0	14.2	15.7
GR(%)	83.8	84.1	84.9	77.1	64.9	68.8	66.6	81.5	86.3	90.3	91.8	91.0	91.2	91.7	93.1	91.2	92.6	91.5	92.6
PCT(ng/mL)		26.2	22.6	10.8	6.87	5.91	4.20	2.75	2.89	2.46	1.91	2.13	0.98	0.92		0.92	0.73	0.92	
CRP(mg/L)			>160	>160	>160	>160	>160	>132	>125	>101	>160	>160				>160	>160	>160	>160
痰培养									金葡	金葡 鲍曼						金葡 鲍曼			

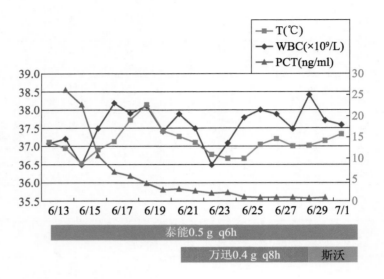

图 39　抗感染情况

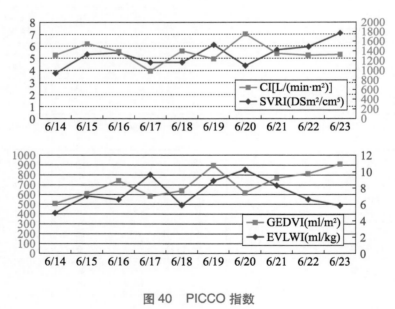

图 40　PICCO 指数

五、凝血方面

1. 患者血小板情况（图 44）。

2. 患者 PT、APTT 情况（图 45）。

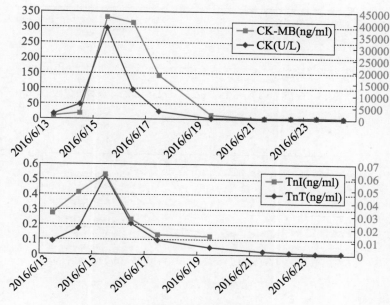

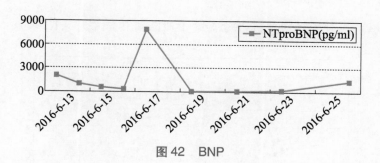

图 41　心肌酶学

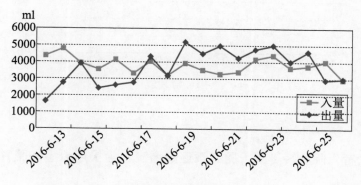

图 42　BNP

图 43　出入量

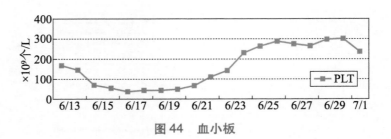

图 44　血小板

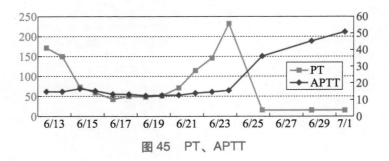

图 45　PT、APTT

六、肾功能方面

患者入院后持续无尿状态，给予血滤肾替代治疗（图 46）。

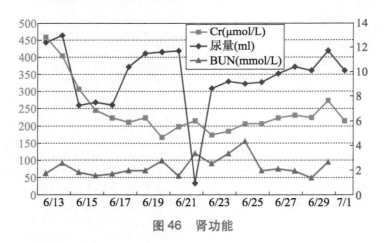

图 46　肾功能

七、肝脏方面

患者入院后转氨酶、胆红素逐渐增高，给予还原型谷胱甘肽保肝治疗（图 47）。

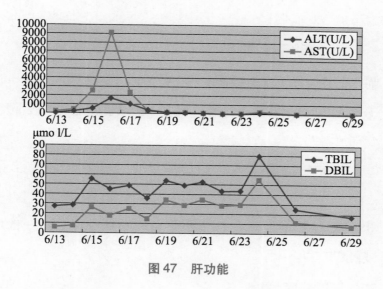

图 47   肝功能

八、临床转归

1. 患者于 2016 - 7 - 1 转至宣武医院进一步治疗，共于我院住院 18 天。

2. 后于 2016 - 7 - 11 死于腹腔出血、多脏衰竭。

病例分析

胰腺炎定义：多种病因引起的胰酶激活，继以胰腺局部炎症反应为主要特征，由激活的胰酶继而产生的炎症介质波及全身器官，伴或不伴有全身其他器官功能改变的疾病。

急性胰腺炎分为轻度和重度急性症胰腺炎，轻度急性胰腺炎是一种自限性疾病，除支持治疗外无须其他治疗。而重度急性胰腺炎则伴有危及生命的并发症。急性胰腺炎最常见的原因是胆石症和饮酒。据全世界各地报道，急性胰腺炎的发病率日渐增加，尽管医护质量、影像学检查和治疗技术不断改进，但急性胰腺炎的病死率仍

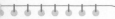

持续增高。

一、急性胰腺炎的诊断（2012 年亚特兰大标准）

临床上符合以下 3 项特征中的 2 项，即可诊断：

①与 AP 符合的腹痛（急性、突发、持续、剧烈的上腹部疼痛，常向背部放射）；

②血清淀粉酶和（或）脂肪酶活性至少高于正常上限值 3 倍；

③CT 增强扫描发现有急性胰腺炎的特征性改变，一般少用 MRI 或经腹超声。

二、严重程度分级

轻型急性胰腺炎：无器官功能衰竭，无局部或全身并发症。

中度重症急性胰腺炎：一过性器官功能衰竭（48 小时内恢复）和（或）局部或全身的并发症。

重症急性胰腺炎：持续性的器官功能衰竭 >48 h。

三、治疗

1. 针对病因的治疗

胆源性胰腺炎：胆道梗阻—及时解除梗阻；胆囊结石—轻症急性胰腺炎，病情控制后尽早行胆囊切除术；坏死性胰腺炎患者可在后期行坏死组织清除术时一并处理或病情控制后择期处理。

高脂血症性急性胰腺炎：短时间降低甘油三酯水平，尽量降至 5.65 mmol/L 以下；限用脂肪乳剂；采用小剂量低分子肝素和胰岛素，或血脂吸附和血浆置换快速降脂。

高血钙性胰腺炎：多与甲状旁腺功能亢进有关，需要行降钙治疗。

2. 非手术治疗

（1）一般治疗

禁食、胃肠减压，药物治疗包括解痉、镇痛、蛋白酶抑制剂和胰酶抑制治疗，如生长抑素及其类似物。

（2）液体复苏及重症监护治疗

首选乳酸林格氏液，对于需要快速复苏的患者可适量选用代血浆制剂。

（3）器官功能支持

呼吸衰竭：鼻导管或面罩吸氧，必要时机械通气。

急性肾功能衰竭：早期预防 – 液体复苏；CRRT。

肝功能异常：保肝药物

急性胃黏膜损伤：质子泵抑制剂或 H2 受体拮抗剂。

（4）营养支持

肠功能恢复前，可酌情选用肠外营养；一旦肠功能恢复，就要尽早进行肠内营养，经鼻胃管或鼻空肠管。

（5）抗生素应用

不推荐静脉应用抗生素预防感染，针对部分易感人群（如胆道梗阻、高龄、免疫低下等）可能发生的肠源性细菌易位，可选择喹诺酮类、头孢菌素、碳青霉烯类及甲硝唑等预防感染。

（6）中药治疗

促进胃肠功能恢复及胰腺炎症的吸收，包括理气攻下的中药内服、外敷或灌肠等。

（7）针对 ACS 的治疗

及时采用有效的措施缓解腹内压，包括胃肠道减压及导泻、镇痛镇静、使用肌松剂及床边血滤减轻组织水肿，B 超或 CT 引导下腹腔内与腹膜后引流减轻腹腔压力。不建议在 AP 早期将 ACS 作为开腹手术的指征。

3. 手术治疗

（1）手术指征及时机

临床上出现脓毒血症，CT 检查出现气泡征，细针穿刺抽吸物涂片或培养找到细菌或真菌者，可诊断为感染性坏死，应采用进阶式治疗方案，先用抗生素和影像引导下引流治疗，严密观察的疗效，稳定者可延缓手术，必要时外科手术治疗。

（2）手术应该在有条件的医学中心实施

4. 局部并发症治疗原则

急性胰周液体集聚（APFC）和急性坏死集聚（ANC）：无症状者无须手术治疗；症状明显，出现胃肠道压迫症状，影响肠内营养或进食者，或继发感染者，可在 B 超或 CT 引导下行 PCD 治疗，感染或压迫症状不缓解需进一步手术处理。

包裹性坏死（WON）：无菌性 WON，原则上不手术治疗；发生感染时，可行 PCD 或手术治疗。

胰腺假性囊肿：无症状不作处理；若体积增大出现压迫症状则需外科治疗。

外科治疗方法以内引流手术为主，内引流手术可在腹腔镜下手术或开腹手术。

病例点评

该患者存在急性、突发、持续、剧烈的上腹部疼痛，血清淀粉酶高于正常上限值 3 倍，CT 扫描发现有急性胰腺炎的特征性改变，诊断急性胰腺炎明确。且该患伴有持续的器官功能衰竭，出现神志、呼吸、循环、凝血、肾、肝等多系统功能衰竭，无论是根据国内标准还是亚特兰大标准，都明确符合急性重症胰腺炎。

　　患者在院治疗期间，经过规范的胰腺炎中西医结合治疗，并积极器官功能支持，患者病情在胰腺炎原发病和器官功能方面明显改善，但是后期患者体温及白细胞波动，考虑感染未完全清除。转院目的拟清除感染灶。重症胰腺炎治疗的关键问题在于，除原发病控制和器官功能支持外，感染的控制和胃肠功能的监测与保护非常重要，积极的抗感染和清除感染灶是疾病控制的必要条件，而胃肠道常常被忽视，但因为胃肠麻痹和 ACS 导致菌群易位内毒素血症，往往成为多器官功能衰竭的启动器官而导致严重后果。所以要重视感染灶清除和胃肠促动治疗，感染灶清除必要时需外科介入，而胃肠促动治疗中医药在这方面有独到的优势，在临床中发挥积极作用。

017
甲流抗体阳性的重症肺炎
（患者不一定是甲流感染）一例

病历摘要

患者男性，93 岁。因"咳嗽、咳痰、喘憋、发热 1 周"入院。患者既往有慢性阻塞性肺病及肺间质纤维化。

入院查体：T 37 ℃，R 22 次/分，P 98 次/分，BP 164/73 mmHg。口唇略发绀，双肺呼吸音低，双肺可闻及湿啰音及爆裂音。入院后即刻行肺 CT 检查提示（图 48）：双肺间质性病变合并感染可能大，较前范围增大；入院诊断为双肺炎，给予抗感染治疗，但效果不佳，于入院后第 6 天出现呼吸功能衰竭伴随休克，行气管插管后转入重症医学科。转入后诊断重症双肺炎明确。针对病原菌检查先后行 3 次甲流抗原筛查为阳性，但同步两次甲流核酸检测均为阴性。因患者病情重，合并多脏器功能衰竭，给予达菲抗甲流同时，亦给予广谱抗细菌及真菌的治疗方案。给予达菲抗甲流治疗 5 天后，因患者无甲流感染明确证据，即停用。此后继续复查病原学检查，定期监测患者肺影像学变化（图 49），同时根据病原学结果给予针对性抗感染策略，但因患者病情危重，多脏器功能衰竭持续存在，故于住院后第 42 天治疗抢救无效，宣布临床死亡。

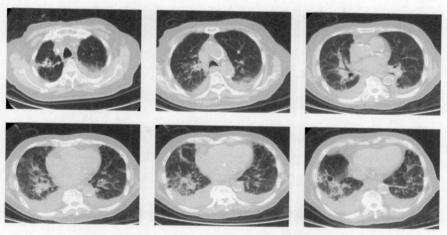

图 48   入院当日行肺 CT 检查示：双肺间质性病变合并
感染可能大，较前范围增大

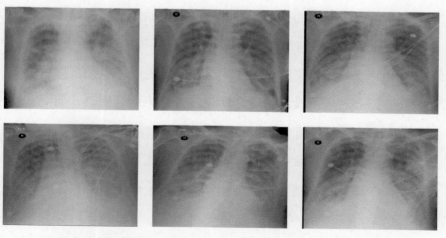

图 49   患者住院过程中床旁胸部 X 线片变化：两肺内见多发斑点、
斑片影，下肺为著，双侧胸腔积液

病例分析

本病例有如下几点支持为病毒感染：①转入 ICU 后痰变为稀薄白痰；②多次痰细菌培养均为阴性；③病毒相关抗原/抗体结果为阳性；④酶学相关指标明显升高。同时亦有多点不支持为病毒感染。针对此患者，当甲流抗原筛查结果为阳性时，主要考虑为甲流病毒感染。

甲型 H1N1 流感患者为主要传染源，无症状感染者也具有一定的传染性。目前尚无动物传染人类的证据。传播途径主要通过飞沫经呼吸道传播。妊娠期妇女，合并慢性呼吸系统疾病、心血管系统疾病、肾病、肝病、血液系统疾病、免疫功能抑制等患者，肥胖者，小于 5 岁的儿童及大于 65 岁的老年人易患此病。

临床表现通常为流感样症状，可发生肺炎等并发症。少数病例病情进展迅速，出现呼吸衰竭、多脏器功能不全或衰竭。此例患者即为病情进展迅速、很快出现呼吸功能衰竭。

针对甲流诊断分为三种，一为疑似病例，主要包括以下两种情况：①发病前 7 天内与传染性甲型 H1N1 流感确诊病例有密切接触，并出现流感样临床表现；②出现流感性临床表现，甲型流感病毒检测阳性，尚未进一步检测病毒亚型。二为临床诊断病例：同一起甲型 H1N1 流感暴发疫情中，未经实验室确诊的流感性症状病例，在排除其他致流感样症状疾病时，可诊断为临床诊断病例。三为确诊病例，包括以下三种情况：①H1N1 病毒核酸检测阳性；②分离到甲型 H1N1 流感病毒；③双份血清甲型 H1N1 流感病毒的特异性抗体水平呈 4 倍或 4 倍以上升高。而此例病例为疑似病例，并不能确诊。针对疑似病例，需尽早完善核酸检测等确诊检测手段。

甲流影像学改变无特异性，可表现为肺内片状影：为肺实变或磨玻璃密度；可合并网、线状和小结节影；片状影为局限性或多发、弥漫性分布，较多为双侧病变。

　　针对甲流确诊或疑似病例，需临床隔离。抗病毒治疗方面首选神经氨酸酶抑制剂奥司他韦、扎那米伟。开始给药时间应尽可能在发病48小时以内（以36小时内为最佳）。不一定等待病毒核酸检测结果即可开始抗病毒治疗。而此患者若为甲流患者，其服用奥司他韦的时机相对滞后，会影响疗效。针对合并多脏器功能衰竭，给予对症脏器功能支持。

病例点评

　　1. 该患者发热前有接触流感患者流行病学，入院后多次行甲流抗原筛查为阳性，但同步支气管镜下吸痰行甲流核酸检测均为阴性。故临床不能确诊甲流感染。患者既往有慢性肺病病史，且有风湿免疫相关疾病，长期服用免疫抑制剂，推断其属于免疫力低下患者，容易发生病毒感染，以及在病毒感染基础上合并细菌的混合感染。故针对此患者，即便甲流诊断明确，在抗病毒的同时需要根据临床表现综合判断是否需给予抗细菌、抗真菌的治疗。尤其是针对重症患者，采取重锤猛击的抗感染策略是目前广为推荐的一种方式。

　　2. 在诊断不明确时，需根据患者临床表现、体征及辅助检查，以及对治疗的反应等综合判断倾向于哪种病原的感染。临床情况复杂，需面面俱到。

103

018
军团菌肺炎一例

病历摘要

患者男性，77 岁。因"体检发现乙状结肠癌 10 天"入院。

入院查体：生命体征正常，心肺腹查体无阳性体征。但于入院后第二天（图 50）术前行常规体检肺 CT 提示右上肺前段及左下肺可见斑片状磨玻璃密度影。入院后第三天无诱因出现发热，最高体温 38.5 ℃，伴干咳、无痰。双肺散在湿啰音。血常规提示血常规较前升高；降钙素原升高；血气提示 Ⅰ 型呼吸功能衰竭；胸部 X 线片提示右肺炎；胸部 CT 提示（图 51）：右肺大片状密度增高影、实变影，较前明显增多，间质性炎症不除外；生化提示低钠血症、肝功能损伤；先后行三次肺炎军团菌抗体检查均为阳性。临床诊断为军团菌肺炎，应用希舒美抗感染共 32 天，同时联合左氧氟沙星及拜复乐交替使用共 56 天后停用；在入院后第 33 天，临床症状好转，但复查肺 CT 检查提示左肺上叶尖后段、下叶基底段新发斑片状影（图 52）。后于入院后第 77 天，病情明显好转，复查肺 CT（图 53）提示双肺多发实变、磨玻璃及斑片影，实变较前吸收、减少。同时给予氧疗及脏器功能支持，后患者病情恢复，住院共 102 天后出院。

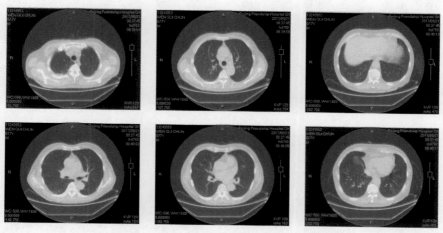

图 50　入院第 2 天常规肺 CT：右上肺前段及左下肺可见斑片状磨玻璃密度影

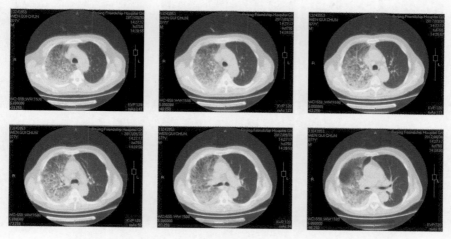

图 51　入院后第 11 天病情加重后肺 CT：右肺大片状密度
增高影、实变影，较前明显增多

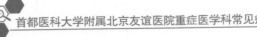
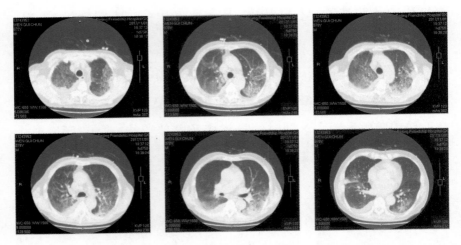

图 52　入院第 33 天，临床症状好转，但肺 CT 示右肺病变较前减少、密度减低；左肺上叶尖后段、下叶基底段新发斑片状影，考虑炎症

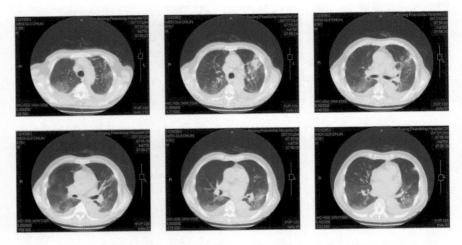

图 53　入院后第 77 天，病情明显好转，复查肺 CT：双肺多发实变、磨玻璃及斑片影，实变较前吸收、减少

病例分析

　　军团菌肺炎约占社区获得性肺炎 5% 的比例。多发展为重症病例，需住院治疗的患者中约 50% 需住 ICU。病死率为 5%~30%，

免疫抑制患者死亡率可高达80%。其中老年患者、男性、吸烟者，合并慢性心肺疾病、DM、肿瘤、免疫抑制等患者易感。发热伴相对缓脉。

主要临床表现有：急性发作性头痛、非药物引发的意识障碍、非药物引起的腹泻、休克、急性肝肾功能损伤、低钠低磷血症、对β-内酰胺类抗生素无应答、72 h内普通细菌培养阴性。

此患者为恶性肿瘤患者，发病时有发热伴相对缓脉、干咳、无痰等临床表现；伴随低钠、肝功能损伤；符合军团菌肺炎的临床表现。

致病原检测方法有以下几种：血清特异性抗体检测、嗜肺军团菌Ⅰ型尿抗原检测、分离培养、核酸检测、下呼吸道标本抗原检测。对临床诊断具重要参考意义的检测有以下几点：①单份血清嗜肺军团菌Ⅰ型特异性抗体滴度达到阳性标准；②除嗜肺军团菌Ⅰ型之外的其他嗜肺军团菌血清型或其他军团菌属双份血清特异性抗体滴度呈4倍或4倍以上增高；③合格下呼吸道标本、胸腔积液、支气管黏膜活检标本或肺活检标本嗜肺军团菌抗原检测阳性；④合格下呼吸道标本、胸腔积液、支气管黏膜活检标本或肺活检标本军团菌属核酸检测阳性。

确诊检测方法有以下三点：①合格下呼吸道标本、胸腔积液、支气管黏膜活检标本或肺活检标本分离培养到军团菌；②嗜肺军团菌Ⅰ型尿抗原检测阳性；③急性期和恢复期双份血清嗜肺军团菌Ⅰ型特异性抗体滴度呈4倍及4倍以上变化。

而因我院无行军团菌培养等检查手段，故在诊治过程中并不能确诊，只是临床诊断。

治疗上抗生素选择方面，首选有以下几种：①阿奇霉素或红霉素；②左氧氟沙星；③吉米沙星；④莫西沙星。次选的有：①多西环素；②克拉霉素；③米诺环素；④TMP－SMX。其中针对免疫功能正常的轻、中度患者，单药治疗即可：大环内酯类、呼吸喹诺酮类或多西环素。而对于重症病例、单药治疗失败、免疫低下患者需联合用药：喹诺酮类联合利福平或大环内酯类。而此病例即为重症病例，故在治疗上选择两种药物联合抗感染。

军团菌肺炎的影像学特征有以下几点：①磨玻璃影中混杂着边缘相对清晰的实变影；②虽临床症状改善，但影像学在短期内仍有进展（1周内）；③肺部浸润影几周或几个月内才完全吸收。本病例的影像学改变与此描述符合。

🩺 病例点评

1. 军团菌肺炎在社区获得性肺炎中有不断增多趋势，在收治社区获得性肺炎的患者时，尤其是病情危重、进展迅速的患者，要第一时间完善抗军团菌抗体、或军团菌培养等检查。

2. 确诊后针对患者具体情况，如是否有免疫力低下等，来决定是单药抗感染还是联合抗感染。针对重症患者，尤其是合并脏器功能损伤的患者尽早需入住 ICU。

3. 军团菌肺炎患者多有影像学吸收滞后的现象，故在治疗过程中不能单纯根据影像学来决定，需同时联合临床表现、体征及辅助检查等综合判断。

019

抗 NMDA 受体脑炎一例

病历摘要

患者女性，24 岁。入院 16 天前无明显原因在逆行开车受到惊吓后突发精神异常，表现为极度恐慌，不认人，抓挠自身，在马路上翻滚，被朋友送至北京某医院急诊，考虑"精神障碍"，建议于某医院就诊，当天精神异常略有好转。14 天前于某医院住院治疗，给予对症治疗，患者精神异常逐渐缓解，偶有惊恐表现，可认家人，无明显行为异常，行头颅 CT 示未见明显异常，此后患者精神异常逐渐加重，无原因惊恐表现较前增多，伴躁动，偶有胡言乱语、不认家人，无发热、抽搐，入院 10 天前就诊于我院神经外科，入院后躁动明显，给予静脉输注安定镇静治疗后患者呈昏睡状态，行头颅核磁示"颅内多发病灶，可疑软脑膜强化"，行腰穿检查示

笔记

109

脑脊液压力 210 mmH_2O，常规、生化大致正常，按"病毒性脑炎"给予阿昔洛韦抗病毒及其他补液支持治疗，并停用安定镇静治疗，患者意识障碍逐渐加重，入院 3 天前出现发热，于 7 月 2 日收入我院神经内科。患者自发病以来，精神异常逐渐加重，饮食、大小便逐渐不自知，体重无明显减轻。

患者既往体健；否认乙肝病史，否认药物及食物过敏史，无外伤及输血史。生于黑龙江现久居北京。否认疫区疫水接触史，无化学毒物及放射性物质接触史。无烟酒嗜好。未婚。否认家族相关遗传病病史。

查体：心电监护示：BP 135/75 mmHg，HR 112 次/分，SPO_2 95%，R 13 次/分。浅昏迷、不语，查体不配合，定向力、记忆力、计算力、理解力及判断力检查不配合。双侧瞳孔等大等圆，直径约 2 mm，对光反射迟钝，无眼震，眼动及复视检查不配合。面纹对称，未见肌震颤及萎缩。左上肢偶可见无目的自主活动，余肢体无自主活动，四肢肌张力减低，四肢腱反射未引出，双侧病理征（－）。颈强，颌下 1～2 横指，克氏征（－）。余神经系统查体不配合。心肺腹查体未见明显异常。

辅助检查：血常规：白细胞 $12.20 \times 10^9/L$，淋巴细胞 $1.27 \times 10^9/L$。头颅 MRI 增强提示：①脑部多发无强化异常信号；②左侧颞极蛛网膜囊肿可能（图54A）。脑脊液检查：脑脊液白细胞 $24.0 \times 10^6/L$，白细胞分类－单个核细胞 70%，白细胞分类－多核细胞 30%，余各项大致正常。脑电图重度异常。

脑脊液及血清抗 NMDA 抗体均为强阳性（图55），血清单疱 I 型 IgM 抗体阳性。脑脊液病毒抗体及 DNA 检测、脑脊液涂片找细菌、结核菌、新型隐球菌、脑脊液细菌培养、脑脊液神经病毒九项、脑脊液免疫球蛋白、脑脊液寡克隆区带、HSV－1、VZV、

EBV、CMV、HHV – 6，HHV – 7，HHV – 8 PCR，结核分枝杆菌 PCR，ADV 及 B19 PCR，脑脊液及血中枢神经系统副肿瘤综合症相关抗体，AQP – 4 抗体，中枢神经系统感染及免疫系列、血清肿瘤标志物，抗核抗体，抗 ENA 抗体、免疫球蛋白系列和 TG、TM 均为阴性，或在正常范围之内。同时完善妇科超声示未见明显异常。

诊断：抗 NMDA 受体脑炎。

主要治疗

1. 人血丙种免疫球蛋白（20 g，ivgtt ×5 天）调节免疫治疗；

2. 甲强龙（1 g，ivgtt，qd）冲击治疗。

治疗经过：患者始终处于昏迷状态，入院第 4 天，出现癫痫发作，呼之不应，症状持续不缓解，给予安定镇静，德巴金控制癫痫。上述症状持续约 3 分钟缓解，发作后患者缄默状态，压眶无反应，双瞳孔等大等圆，d = 2 mm，光反应略迟钝。

入院第 7 天转入重症监护室。

转入 ICU 后治疗

1. 心电监护，给予力月西、德巴金静脉泵入镇静、抗癫痫。

2. 甲强龙治疗：500 mg ×3 天→250 mg ×3 天→125 mg ×3 天→美卓乐：48 mg/天。

3. 气管插管、机械通气。入院第 10 天行气管切开，逐渐降低呼吸机支持条件。

4. 患者发热，血常规高，胸部 X 线片提示肺部感染，先后给予先锋美他醇、美平等抗感染。同时加强脏器功能支持。

入院第 15 天，患者病情相对稳定，转入神经内科。第 17 天，神志略有恢复，偶可对简单问题点头示意，对外界刺激似有情绪反应。第 19 天、第 22 天、第 25 天共行 3 次血浆置换。患者神志较前

111

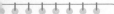

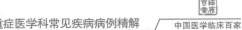

明显改善，呼吸功能亦较前改善，于住院第 22 天完全脱离呼吸机，复查头部 MRI 显示多个异常信号，但一些病灶已经减少（图 54B），第 24 天拔出气切导管。病情平稳，复查头部 MRI 显示多灶脑炎可能，病灶基本消失（图 54C），于第 37 天转至某医院继续住院诊疗。

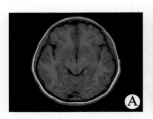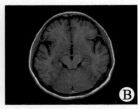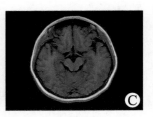

图 54　头颅 MRI（A）在患者入院前头部 MRI 提示脑部有多个无强化的
异常信号；（B）当患者已经脱离呼吸机后，头颅 MRI 显示多个异常
信号，但一些病灶已经减少；（C）当患者病情平稳时，
头部 MRI 显示多灶脑炎可能，病灶基本消失

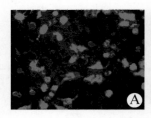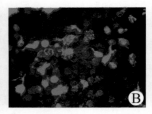

图 55　（A）患者血清（1∶100 稀释）；
（B）患者脑脊液（无稀释）；（C）阴性对照

　　结果经 NMDA 受体转染的人胚胎肾细胞与患者血清（稀释 1∶100）或脑脊液共孵育后，不经稀释证实存在对抗 NMDA 受体的自身抗体后，观察到细胞呈阳性应变，而患者血清或脑脊液与未转染的人胚胎肾细胞无反应。

　　根据制造商的建议（Euroimmune AG，Lubeck，Germany），采用间接免疫荧光法检测患者血清或脑脊液中 NMDA 受体的自身抗体。

病例分析

抗 N – 甲基 – M – 天冬氨酸受体（NMDA 受体）脑炎是一种与抗 NMDA 受体抗体相关的并且对治疗敏感的边缘叶脑炎。这种疾病常发生于卵巢畸胎瘤的年轻女性患者，有典型的临床表现，前驱常有发热、头痛、咳嗽、乏力等类似病毒感染症状。病初即表现为明显的精神异常，包括焦虑、激惹、怪异行为、妄想或偏执、幻视或幻听等，某些患者可出现短时记忆丧失。多数发病 3 周内出现痫性发作（76%），意识水平降低（88%）。痫性发作可表现为任何类型，其中以全身强直阵挛发作最常见，其次为复杂部分性发作。病情进展至类似紧张型精神分裂阶段时，激惹与无动交替，对刺激反应减弱或反常，例如，对疼痛刺激无反应但抵抗被动睁眼。一些患者喃喃自语，或有模仿语言。在此阶段，多数患者出现通气不足、运动障碍，以及自主神经功能紊乱。通气不足为中枢性，常需要机械通气辅助呼吸。运动障碍最常见为口面不自主运动，患者做怪相，下颌强制性地张开闭合，导致口唇、舌或牙齿自伤。还可出现手足徐动、肌阵挛和肌颤、失张力，以及腹壁节律性收缩等。自主神经功能紊乱包括心律失常、各种心动过速或心动过缓、瞳孔散大、呼吸急促、出汗、血压升高或降低等。经历此阶段后大多数患者逐渐康复（75%），少数死亡。

发病机制推测为抗 NMDA 受体功能低下假说，其阻滞了丘脑和额叶皮质中间神经元突触前膜 γ —氨基丁酸能（GABA）的 NMDA 受体功能，导致 GABA 释放减少，使突触后谷氨酸能传递去抑制，从而使额叶前皮质谷氨酸盐释放过多，导致谷氨酸盐和多巴胺失调。抗 NMDA 受体脑炎的目标靶位主要为抗 NMDA 受体

笔记

抗体的 NR1 亚单位。辅助检查头颅 MR 无特异性，55% 的患者可有 FLAIR 或 T2 信号异常。脑电图可见额颞慢波或 δ 波但无特异性，血清和脑脊液抗 NMDA 受体抗体阳性具有特异性。治疗包括肿瘤切除和免疫治疗在内的联合治疗。多数患者于免疫治疗后尽早切除肿瘤对最终获得康复或症状改善很重要。尽管抗 NMDA 受体脑炎的症状很严重，但较其他类型副肿瘤性脑炎预后为好。大多数（75%）患者完全康复或仅遗留轻微残障，少数严重致残或死亡。伴有肿瘤并且在神经疾病出现的最初 4 个月内切除的患者其预后较好。

本例患者为青年女性，最初表现为精神异常，影像学未见明显异常，此后精神异常逐渐加重。发病一周左右头颅核磁示"颅内多发病灶，可疑软脑膜强化"，行腰穿检查示脑脊液压力明显升高，以"病毒性脑炎"给予抗病毒治疗，效果不佳。后期出现癫痫发作，并予机械通气。既往体健。入我院后完善脑脊液及血清抗 NMDA 抗体均为强阳性，血清单疱 I 型 IgM 抗体阳性，妇科超声示未见明显异常。考虑诊断：抗 NMDA 受体脑炎。给予丙种免疫球蛋白调节免疫治疗，甲强龙冲击治疗，血浆置换，力月西、德巴金静脉泵入镇静、抗癫痫，气管插管、机械通气等治疗。后期患者病情逐渐趋于稳定，神志逐渐恢复，复查头部 MRI 显示多灶脑炎可能，病灶基本消失，最终转至某医院继续住院诊疗。该例患者完善妇科超声并未见异常，病程符合抗 NMDA 受体脑炎，给予积极对症治疗，效果较好。但本病为少见病，对于神经内科 ICU 及 ICU 医师在遇到该类患者时，需完善脑脊液及血清抗 NMDA 抗体的检查，尽早给予对症积极治疗，避免延误最佳治疗时机。

笔记

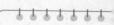

病例点评

　　对于内科医师来说，在脑病的鉴别诊断中考虑抗 NMDA 受体脑炎是很重要的。虽然抗 NMDA 受体脑炎最初报告为副肿瘤边缘脑炎，并且大多数抗 NMDA 受体脑炎的妇女患有肿瘤。手术切除对于疾病的预后是非常关键的。但对于没有肿瘤的患者，一线免疫治疗和器官功能支持也非常重要。这些患者的总体预后良好。

笔记

020
溃疡性结肠炎致中毒性巨结肠脓毒症死亡一例

病历摘要

患者男性，62 岁，主因"便血、腹痛 2 月余"入院。患者 2 月余前无明显诱因出现便血，为鲜红色稀水样便，3~4 次/天，量少，无黏液脓血便，自行服用"庆大霉素、泻立停"等药物治疗后便血症状稍好转，未重视。后便血次数逐渐增加，5~6 次/天，不成形，不规则，伴左下腹痛、食少纳差，伴发热，体温最高可达 38.8 ℃，伴乏力、气短、头晕，无大便硬结，无里急后重，无关节疼痛、肿胀，无畏寒、寒战，无恶心、呕吐，无厌油，无咳嗽、咳痰，无尿频、尿急、尿痛等，就诊于"信阳市某医院"，行结肠镜示：①重症溃疡性结肠炎并坏死出血（不排除 Chron 氏病）；②结直肠多发息肉。给予输血、抑酸、抗炎、补液、营养支持等治疗后仍未见明显好转，后予激素治疗（强的松 2 片，tid，但未规律服用，且减药过快），自觉便血症状曾有好转，但激素减量后便血再次加重，纳差、乏力症状加重，现为求进一步诊治收入消化科。自发病以来，精神、饮食、睡眠差，体重 1 个月来减轻 10 公斤。

既往史： 体健。否认高血压、心脏病史，否认糖尿病、脑血管病、精神疾病史。否认肝炎史、结核史、疟疾史。否认手术、外伤、输血史，否认食物、药物过敏史，预防接种史不详。其他系统回顾无特殊。

个人史： 出生并久居于本地，否认疫水、疫区接触史，否认其他放射性物质及毒物接触史。免疫接种史不详。少量吸烟、饮酒史。

婚育史： 适龄结婚，育有 1 儿，妻子儿女均体健。

家族史： 否认家族中类似病史、传染病史、遗传病史及肿瘤病史。

查体： T 38.3 ℃，P 110 次/分，R 22 次/分，BP 147/91 mmHg。发育正常，营养尚可，神志清，精神可，查体合作。面色苍白，全身皮肤黏膜无黄染，睑结膜苍白，未见出血点、紫癜、瘀斑，未见肝掌及蜘蛛痣。全身浅表淋巴结未触及肿大。头颅无畸形，双睑轻度水肿，眼球无突出、凹陷、震颤、斜视，眼球运动自如，结膜苍白、无水肿、充血、出血，巩膜无黄染，角膜透明，瞳孔对光、调节、辐辏反射存在。鼻外形正常，无鼻翼扇动，鼻中隔居中，鼻腔内无异常分泌物，副鼻窦无压痛。耳廓无畸形，外耳道通畅，无异常分泌物，乳突无压痛，听力正常。口唇苍白，无发绀、疱疹，齿龈无肿胀、溢脓、出血、铅线，咽无充血，双扁桃腺不大，伸舌无偏斜。颈软，无抵抗，气管居中，甲状腺不大。胸廓对称无畸形；胸壁无压痛及皮下握雪感，呼吸均匀，触觉语颤双侧对称，未触及胸膜摩擦感；双肺叩诊清音；双肺呼吸音粗，未闻及干湿性啰音，未闻及胸膜摩擦音。心前区无隆起；未触及震颤及心包摩擦感；叩诊心界正常；心音可，心率110次/分，律齐，各瓣膜听诊区未闻及病理性杂音。腹平坦，未见蛙腹、呼吸运动存在以腹式呼吸为主，未见胃肠型及蠕动波，未见腹壁静脉曲张，未见瘢痕、疝等。肠鸣音亢进，未闻及血管杂音、气过水声及振水音。肝上界位于右锁骨中线第5肋间、浊音界正常，肝区无叩击痛，腹部叩诊呈鼓音、未叩及移动性浊音，脾区、肾区无叩痛。腹肌紧张，左侧、右下腹部压痛，无反跳痛；可触及肠管，未触及液波震颤。肝脾肋下未触及，麦氏点压痛（-），Murphy's征（-），移动性浊音（-）。脊柱四肢及关节未见明显异常。生理反射存在，病理反射未引出。双下肢及足背重度可凹性水肿。

辅助检查：结肠镜检查（2016-3-18，信阳某医院）：①重症溃疡性结肠炎并坏死出血（不排除Chron氏病）；②结直肠多发息肉。胃镜（2016-3-18，信阳某医院）：①食管裂孔疝二级反流性食管炎；②糜烂出血性胃炎。腹部增强CT（2016-3-20，信阳某医院）：①结肠壁广泛增厚；②盆腔及腹膜后多发结节影，考虑为淋巴结增大；③肝内多发囊肿，左肾多发小囊肿。

入院诊断：炎症性肠病，重度溃疡性结肠炎？克罗恩病？结直肠多发息肉，食管裂孔疝，反流性食管炎，糜烂出血性胃炎。患者入院血常规较高，白蛋白偏低，予禁食、抗感染，全肠外营养，静脉应用激素，补液、补充电解质，补蛋白、输血等治疗。复查立位腹平片示：①腹部结肠扩张积气，多发气液平面，较前略有增多；②积气的肠管区多发结节。申请全院会诊，考虑肠梗阻、结肠扩张诊断明确，有手术指征，于2016-4-19行剖腹探查+结肠次全切除+回肠造瘘术，术后转入ICU科，给予持续心电监护。

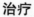

治疗

1. 原发病方面：患者术后病理示溃疡性结肠炎诊断明确，予甲强龙 40 mg，qd，后逐渐下调至 10 mg，qd，抗炎；

2. 感染方面：患者存在腹腔感染、肺部感染及血行感染。根据病原学及药敏结果先后应用泰能、左氧氟沙星、万迅、稳可信、威凡、丽科伟、替加环素抗细菌、真菌及病毒治疗；

3. 呼吸方面：患者气管插管接呼吸机辅助通气，根据氧合情况调整呼吸机参数；

4. 循环方面：患者存在急性心肌损伤，心功能差，间断发作急性左心功能不全，予以精细容量管理；

5. 肾脏方面：患者间断发作性左心衰，尿量逐渐减少，利尿效果差，于 2016 - 4 - 26 股静脉置管行床旁肾替代治疗，以减轻心脏负荷，维持水、电解质、酸碱平衡；

6. 出/凝血方面：患者血小板进行性下降，全身散在出血点及瘀斑，DIC 示 PT、APTT 延长，考虑存在凝血功能紊乱，间断予以输注血浆、血小板、红细胞补充治疗；

7. 胃肠功能方面：给予患者持续禁食、禁水、胃肠减压，2016 - 5 - 3 突发呕血，量约 500 ml，伴呼吸、循环不稳定，考虑上消化道应激性溃疡出血可能性大，给予奥美拉唑静脉泵入抑酸及维生素 K1 止血等对症治疗；

8. 营养方面：给予 TPN 营养，补充白蛋白治疗。2016 - 5 - 7 患者间断出现血压下降，最低至 61/30 mmHg，心率增快至 150 次/分左右，脉氧下降至 87%，全身散在瘀斑、瘀点，双肺呼吸音低，四肢皮肤发花。吸痰可见大量血性痰，血气结果示呼酸 + 代酸，予快速补液扩容、上调血管活性药物用量、纠酸、上调呼吸机参数后患者病情稍有缓解，但仍危重，向家属交代病情，患者家属表示理

笔记

119

解并签字放弃胸外按压、除颤等有创抢救。2016－5－8下午患者再次出现血压下降，最低降至57/36 mmHg，伴心率增快，律不齐，脉氧饱和度最低降至80%，立即给予肾上腺素1 mg，静推，急查血气提示呼酸＋代酸＋高钾，予以纠酸、降钾、升压治疗，患者血压、心率仍不能维持，14：14经积极抢救后患者心率仍为零，大动脉搏动消失，自主呼吸消失，双侧瞳孔散大固定，对光反射无，心电图示直线，宣布临床死亡。

死亡诊断：溃疡性结肠炎（重度），剖腹探查＋结肠全切＋回肠造瘘术术后状态、中毒性巨结肠、肠梗阻、腹腔感染、重症双肺炎、血行感染（细菌＋真菌）、脓毒症、脓毒性休克、弥漫性血管内凝血、急性呼吸窘迫综合征（重度）、急性肾损伤（KDIGO2期）、急性肝损伤、急性心肌损伤、急性心功能不全、应激性溃疡合并消化道出血、低蛋白血症、腹腔积液、双侧胸腔积液、心包积液、结直肠多发息肉、慢性阑尾炎、贫血、电解质紊乱、低钾血症、低钠血症、肺气肿、肺不张、食管裂孔疝、反流性食管炎、糜烂出血性胃炎、肝囊肿（多发）、胆汁淤积（胆囊结石不除外）。

病例分析

患者主因便血、腹痛2月余入院，入院后完善相关检查，结合患者症状及病理检查考虑溃疡性结肠炎（重度）、中毒性巨结肠诊断明确，于2016－4－19完善术前检查后行剖腹探查＋全结肠切除＋回肠造瘘术；术后患者存在腹腔感染、肺部感染、血行感染等多部位感染，病原学上存在细菌＋真菌＋病毒感染，转入我科后根据病原学结果及时调整抗生素，但因患者原发病需应用激素治疗，免疫力较差，导致感染控制不佳，使病情进行性加重，逐渐出现急

笔记

性呼吸窘迫综合征（重度）、急性心功能不全、DIC、急性肾功能不全、急性心肌损伤等多脏器功能不全表现，治疗上患者凝血功能较差，全身散在出血点，且间断出现上消化道出血表现，间断予以血制品输注及抑酸对症治疗，但因患者感染控制困难，导致病情恶化，进而导致患者死亡。

主治医师：患者中年男性，考虑溃疡性结肠炎（重度）、中毒性巨结肠、多脏器功能衰竭诊断明确，患者存在腹腔感染、肺部感染、血行感染等多部位感染，病原学上存在细菌＋真菌＋病毒混合性感染，患者多部位感染，感染控制困难，使病情进一步加重，尽管及时予以气管插管接呼吸机辅助呼吸、床旁肾替代等脏器支持治疗，但患者病情仍无控制，最终发展为呼吸、循环功能衰竭，进而导致患者死亡。

🔲 病例点评

患者中年男性，考虑溃疡性结肠炎（重度）、中毒性巨结肠、剖腹探查＋全结肠切除＋回肠造瘘术；术后存在多部位感染，病原学上证实为细菌＋真菌＋病毒混合感染，且患者应用激素治疗，免疫力较差，导致感染控制不佳，继而出现休克、急性心功能不全表现，查超声心动图提示患者心功能较差，但患者同时存在休克，导致容量管理困难，使病情进一步恶化，从而导致患者死亡。免疫功能紊乱并应用激素治疗的患者一旦发生感染症状重且易合并多脏器功能不全，病情进展迅速，死亡率较高，早期脏器功能支持能为患者控制原发病争取时间。且由于应用激素加之腹腔感染，故真菌感染风险极大，应早期抗真菌治疗。

021
扩张型心肌病一例

病历摘要

患者女性，72岁。于2017-10-18主因"间断胸闷、憋气5年余，加重13天"入院。患者5年前无明显诱因夜间出现胸闷憋气，自服速效救心丸后症状可缓解。3年前再次出现胸闷憋气，于我院心内科间断住院治疗，行冠脉造影无明显异常，超声心动图示左房、左室增大，左室射血分数减低，考虑诊断"扩张型心肌病，心功能Ⅱ级（NYHA分级）"，对症治疗后好转出院。13天前患者受凉后出现胸闷、憋气症状加重，伴咳嗽咳痰，痰白质粘，不易咳出，于当地社区抗感染等治疗，症状未缓解。10天前至某中心医院入住CCU病房，给予对症治疗。6天前症状未改善，肝肾功能、凝血功能恶化，嗜睡，转入ICU行持续血滤治疗。2017-10-17转回普通病房，患者肝功能及凝血功能进行性恶化。2017 - 10 - 18 晨起出现嗜睡，转入我院急诊，考虑诊断"扩张型心肌病、心功能不全、肾功能不全、肝功能不全、DIC、肺部感染"。给予抗感染、利尿、保肝等治疗，考虑患者存在心功能不全、急性肾功能不全，为进一步诊疗收至我院心内科。后患者心功能不全加重，合并急性肾功能不全，为进一步治疗转入重症医学科。

既往史：肺结核病史 30 余年，规律肌注青霉素、氯霉素，直至结核痊愈；高血压病史 20 余年，口服培哚普利，维持在 120/80 mmHg；糖尿病病史 2 年余，皮下注射胰岛素，血糖控制在 7.0 mmol/L；"抑郁症"病史 2 年，长期口服帕拉西丁（具体剂量不详）对症，好转后停用。否认食物、药物过敏史。

个人史、月经史、婚育史、家族史无特殊。

体格检查：神志欠清，双鼻导管吸氧 3L/分，脉氧饱和度 100%。T 38.5 ℃，P 75 次/分，R 23 次/分，BP 127/65 mmHg。皮肤、角膜无苍白、黄染，散在紫斑，主要分布于腹股沟及髋部，双膝发花。双肺呼吸音粗，双肺散在干湿性啰音，未闻及胸膜摩擦音。心音正常，心率 75 次/分，律不齐，各瓣膜区未闻及病理性杂音及心包摩擦音。腹软、叩诊鼓音，肠鸣音 2 分/次，肝脾未触及，未闻及血管杂音。四肢末梢凉，有水肿。

辅助检查：血常规：WBC 12.30 × 10^9/L，GR 74.2%，HGB 114 g/L，PLT 49 × 10^9/L。生化：ALT 747 U/L，AST 423.1 U/L，ALB 26.9 g/L，TBIL 68.54 μmol/L，IBIL 21.80 μmol/L，BUN 39.37 mmol/L，Cr 268.1 μmol/L，Na^+ 151.1 mmol/L，Cl^- 113 mmol/L，OSM 350.9 mosm/L，AMY 205 U/L，CK 2014 U/L，TnI 5.898 ng/ml。TnT 0.300 ng/ml。胸部 CT：①双侧肺炎；②左侧胸腔积液；③心影增大，左心房、左心室增大明显，肺动脉增宽。头部 CT：腔隙性

脑梗死可能。

诊断：扩张型心肌病、左心房扩大、左心室扩大、阵发性心房颤动、不完全性左束支传导阻滞、心功能不全（killip 分级 Ⅲ 级）、双肺炎、脓毒症、急性肾损伤（KDIGO 3 级）、高钾血症、代谢性酸中毒、弥散性血管内凝血、急性肝功能不全、急性心肌损伤、低蛋白血症、胸腔积液（左侧）、2 型糖尿病、高血压病 1 级（高危）、抑郁症、陈旧性肺结核、腔隙性脑梗死。

治疗方案

1. 吸氧、哌拉西林他唑巴坦抗感染、沐舒坦化痰、喘定平喘、雾化。

2. 米利农、左西孟旦强心、去甲肾上腺素维持血压、利尿效果不佳、持续床旁肾替代治疗维持内环境。

3. 阿拓莫兰保肝、输注新鲜冰冻血浆补充凝血因子。

4. 米汤 + 下胃管鼻饲饮食。

诊疗经过

1. 心脏方面：CK 最高（2017 – 10 – 19）2140 U/L，（2017 – 10 – 26）后降至正常；CKMB 最高（2017 – 10 – 23）12.9 ng/ml，（2017 – 11 – 10）后降至正常。TnI 最高（2017 – 10 – 19）8.397ng/mL，转出时 0.392 ng/ml；TnT 最高（2017 – 10 – 18）0.34ng/mL，转出时 0.093 ng/ml。超声心动图：EF 最低 0.14（入院第 5 天），转出时升至 0.39。NTpro – BNP：起初持续大于 3 万 pg/ml，后逐渐降低。

2. 感染、呼吸：体温最高为入院时 38.5 ℃，此后体温基本正常范围内；血白细胞最高（2017 – 10 – 24）：26.83×10^9/L，（2017 – 11 – 1）以后在正常范围内；降钙素原最高（2017 – 10 – 23）：1.48 ng/ml，此后在正常范围内。2017 – 10 – 18 至 2017 – 11 – 1 哌

拉西林他唑巴坦 2.25 g，q6h，2017－11－1 至 2017－11－8 头孢美唑 1 g，q12h，此后停用。2017－10－27 顺利脱机拔管。

3. 肾脏：血肌酐最高（2017－10－18）：296.4 μmol/L，转出时 95.6 μmol/L，尿素氮最高（2017－10－18）：44.41 mmol/L，转出时 5.56 mmol/L；2017－10－31 尿量达 1000 ml 以上，2017－11－2 达 2000 ml，2017－11－16 后停止血滤。

4. 凝血：血小板最低（2017－10－20）23×10⁹/L，2017－11－19 后恢复正常。PT 最高（2017－10－18）30.5 s，2017－10－26 后基本正常；APTT 初期最高（2017－10－18）90.6 s，后期最高 111.4 s（肝素抗凝）。转出时全身瘀斑已好转。

5. 肝功能：ALT 最高（2017－10－18）747 U/L，2017－11－6 后恢复正常；AST 最高（2017－10－18）423.1 U/L，2017－10－26 后恢复正常；T－BIL 最高（2017－10－18）90.34 μmol/L，2017－10－21 后恢复正常；2017－11－7 停用保肝药物。

最终：患者仍间断喘憋，进食及活动后易发作，双侧鼻导管吸氧 3 L/min，脉氧饱和度 100%。心率在 70～100 次/分，血压波动在（90～115）/（50～65）mmHg，NTpro－BNP 3715 pg/ml，血肌酐正常，尿量每日 2000 ml 以上。血小板恢复正常。治疗上应用地高辛强心、倍他乐克控制心率、依姆多扩冠、呋塞米片利尿、低分子肝素抗凝。于 2017－11－20 转至 CCU 继续治疗。

病例分析

扩张型心肌病（dilated cardiomyopathy，DCM）是一类既有遗传又有非遗传原因造成的复合型心肌病，以左室、右室或双心腔扩大和收缩功能障碍等为特征，通常经二维超声心动图诊断。DCM

导致左室收缩功能降低、进行性心力衰竭、室性和室上性心律失常、传导系统异常、血栓栓塞和猝死。DCM 是心肌疾病的常见类型，是导致心力衰竭的第三位原因。它包括特发性 DCM、家族遗传性 DCM 和继发性 DCM 三种。

DCM 的诊断标准：①临床常用左心室舒张期末内径（LVEDd）>5.0 cm（女性）和 5.5 cm（男性）；②LVEF <45% 和（或）左心室缩短速率（FS）<25%；③更为科学的是 LVEDd >2.7/cm^2，体表面积（m^2）= 0.0061 × 身高（cm）+ 0.0128 × 体重（kg）- 0.1529，更为保守的评价 LVEDd 大于年龄和体表面积预测值的 117%，即预测值的 2 倍 SD + 5%。

临床上主要以超声心动图作为诊断依据，胸部 X 线片、心脏同位素、心脏计算机断层扫描有助于诊断，磁共振检查对于一些心脏局限性肥厚的患者，具有确诊意义。在进行 DCM 诊断时需要排除引起心肌损伤的其他疾病，如高血压、冠心病、心脏瓣膜病、先天性心脏病、酒精性心肌病、心动过速性心肌病、心包疾病、系统性疾病、肺心病和神经肌肉性疾病等。

DMC 的治疗

1. 病因治疗：对于不明原因的 DCM 要积极寻找病因，排除任何引起心肌疾病的可能病因并给予积极的治疗，如控制感染、严格限酒或戒酒、改变不良的生活方式等。

2. 药物治疗：心衰的治疗，早期阶段，仅仅是心脏结构的改变，超声心动图显示心脏扩大、收缩功能损伤但无心力衰竭的临床表现。此阶段应积极地进行早期药物干预治疗，包括 β 受体阻滞剂、血管紧张素转换酶抑制剂（ACEI），可减少心肌损伤和延缓病变发展。在 DCM 早期针对病因和发病机制的治疗更为重要。在中期阶段，超声心动图显示心脏扩大、LVEF 降低并有心力衰竭的临床表现。此阶段应按中华医学会心血管病学分会慢性收缩性心力衰竭治疗建议进行治疗：①液体潴留的患者应限制盐的摄入和合理使用利尿剂；②所有无禁忌证者应积极使用 ACEI，不能耐受者使用血管紧张素受体拮抗剂（ARB）；③所有病情稳定、LVEF < 40% 的患者应使用 β 受体阻滞剂；④在有中、重度心力衰竭表现又无肾功能严重受损的患者可使用螺内酯 20 mg/d、地高辛 0.125 mg/d；⑤有心律失常导致心源性猝死发生风险的患者可针对性选择抗心律失常药物治疗（如胺碘酮等）。在晚期阶段，超声心动图显示心脏扩大、LVEF 明显降低并有顽固性终末期心力衰竭的临床表现。此阶段在上述利尿剂、ACEI/ARB、地高辛等药物治疗基础上，可考虑短期应用 cAMP 正性肌力药物 3 ~ 5 天，推荐剂量为多巴酚丁胺 2 ~ 5 μg/（kg·min），磷酸二酯酶抑制剂米力农 50 μg/kg 负荷量，继以 0.315 ~ 0.750 μg/（kg·min）。药物不能改善症状者建议考虑心脏移植等非药物治疗方案。栓塞的预防：DCM 患者的心房心室，扩大心腔内形成附壁血栓很常见，栓塞是本病的常见并发症，对于有心房颤动或深静脉血栓形成等发生栓塞性疾病风险且没有禁忌证的患者可口服阿司匹林预防附壁血栓形成。口服华法林，调节剂量使国际化标准比值（INR）保持在 2.0 ~ 2.5。改善心肌代谢等。

3. 非药物治疗：猝死的预防，室性心律失常和猝死是 DCM 常见症状，预防猝死主要是控制诱发室性心律失常的可逆性因素。少数 DCM 患者心率过于缓慢，有必要置入永久性起搏器。少数患者有严重的心律失常，危及生命，药物治疗不能控制，LVEF < 30%，伴轻至中度心力衰竭症状、预期临床状态预后良好的患者建议置入心脏电复律除颤器（ICD），预防猝死的发生。

4. 其他包括外科治疗，如：等待心脏移植，给予永久性或"终生"左室辅助装置治疗。

该患者特点明确，病史长达 5 年余，确诊扩心病 3 年，给予吸氧、抗感染，米利农、左西孟旦等强心、去甲肾上腺素维持血压、床旁肾替代治疗维持内环境等对症支持治疗。后期感染及肾功能等脏器功能已好转，在 ICU 治疗期间整体病情有所好转。但患者心功能极差，最终的治疗手段可能为心脏移植或左室辅助装置。最终患者转入心内科后因恶性心律失常抢救无效死亡。

病例点评

1. 该患者病史长达 5 年余，确诊扩心病 3 年，保守治疗效果不佳。对该类患者应尽早宣教，按时体检复查，按要求服药。尽量避免感染发生。

2. 该类疾病需早发现、早治疗，在发病早期阶段进行早期药物干预治疗，可减少心肌损伤和延缓病变发展。在 DCM 早期针对病因和发病机制的治疗更为重要。这样有可能能够延长患者的生存时间。

3. 患者此次合并多脏器功能不全，经过积极纠正心衰，脏器功能支持治疗后，心功能及各脏器功能均有所好转，但患者病情已发展至晚期，心脏移植可能是最终治疗手段。

笔记

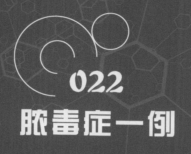

022
脓毒症一例

病历摘要

患者男性，61 岁。主因"间断上腹痛 2 天，加重伴发热、黄疸 1 天"入院。

现病史： 患者 2 天前进食油腻食物后出现右上腹部持续性钝痛，伴发热，体温最高 38.7 ℃，皮肤及巩膜黄染、尿量少、尿色深，就诊于我院急诊，予抗感染、抑酸、补液、退热治疗后，体温降至 36.7 ℃，腹痛、黄疸加重，血压低、无尿。

既往史： 既往体健，无慢性病史、传染病史、外伤史，否认输血史，否认食物及药物过敏史。

入院查体： T 36.0 ℃，R 36 次/分，P 130 次/分，BP 83/55 mmHg。神清，状弱，全身皮肤及巩膜黄染。腹平软，上腹部可触及压痛、反跳痛，无肌紧张，肠鸣音 1 分钟内未闻及，双下肢无水肿。四肢末梢凉，双下肢皮肤发花。

辅助检查

感染：WBC 14.4×10^9/L 升高至 24×10^9/L，GR% 92.6%。

血气分析（储氧面罩 15 L/min）：pH 7.40，PCO_2 37 mmHg，PO_2 43 mmHg，HCO_3^- 23.5 mmol/L，BE −1.2 mmol/L，Lac 10.0 mmol/L。

凝血功能：PLT 174×10^9/L 下降至 119×10^9/L；PT（s）20.2 s，APTT 45.9 s，INR 1.72，D − dimer 17.3 mg/L。

肝功能：ALT 838 U/L，AST 889 U/L，LDH 1634 U/L，TBil 84.5 mmol/L，DBil 64.5 mmol/L，IBil 20 mmol/L，ALB 23.2 g/L。

腹部超声：轻度脂肪肝、胆囊增大（11.0 cm × 3.8 cm）、胆囊张力增大、胆总管增宽（1.0 cm）。

肾功能：Cr 291 μmol/L。

心脏：cTNI 0.631 ng/ml，Myo > 1000 ng/ml，CK − MB 83.5 ng/ml，BNP：9680 pg/ml。

胸部 X 线片（图 56）提示：ARDS。

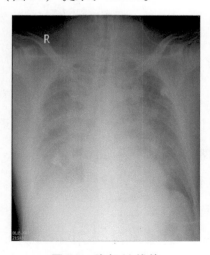

图 56　胸部 X 线片

入院诊断：急性梗阻性化脓性胆管炎，脓毒症，脓毒性休克，ARDS（重度），弥散性血管内凝血，急性肝损伤，急性肾损伤，急性心肌损伤，ERCP + ENBD 术后，双肺炎，右侧胸腔积液，低蛋白血症。

诊疗经过

1. 逆行胰胆管造影：十二指肠乳头位于憩室旁，切开刀配合导丝选择胆管插管成功，造影未见明显充盈缺损，沿导丝置入鼻胆管引流管，位置满意，引流通畅，引出大量脓性胆汁。

2. 持续鼻胆引流（图57）：

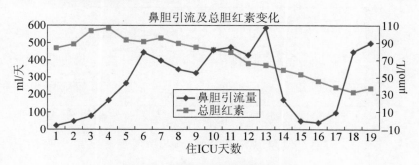

图 57 鼻胆引流及胆红素变化

3. 抗感染：患者主要存在胆系感染，同时合并肺部感染。入院即刻鼻胆引流液及痰涂片可见革兰氏阴性杆菌及阳性球菌，PCT：176.22 ng/ml。予泰能 3 g/日、甲硝唑 1 g/日抗感染治疗。

住院第 7 日，患者体温、血常规无明显下降，虽无病原学证据，但存在真菌感染高危因素，抗感染方案调整为万迅 0.8 h，q12h、威凡 0.2 g，q12h、泰能 1 g，q8h、甲硝唑 1 g，qd。

后患者体温、血常规呈下降趋势。

住院第 14 日，停用甲硝唑。

住院第 15 日，将泰能降级为舒普深 3 g，q8h 患者住院期间体温及血常规变化趋势如下图（图58）。

4. 改善呼吸功能（图59）：患者入院后低氧难以纠正，入院第 2 日行气管插管接呼吸机辅助通气，P - SIMV 模式，PC 14 cmH$_2$O，

PS 14 cmH$_2$O，PEEP 12 cmH$_2$O，FiO$_2$ 100%。

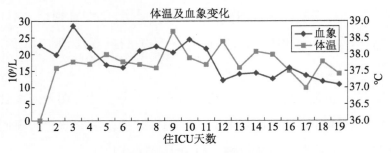

图 58　体温及血常规变化

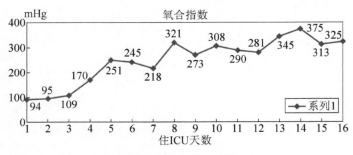

图 59　氧合指数变化

后患者呼吸功能改善，逐渐下调呼吸机支持条件。

入院第 10 日予脱机训练。

第 16 日成功脱机拔管，后氧合良好、无明显二氧化碳潴留。

胸部 X 线片变化（图 60）：

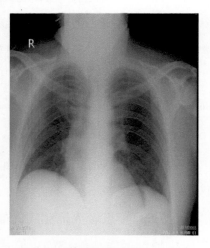

图 60　脱机拔管后胸部 X 线片

5. 凝血功能（图61）：患者入院后 DIC 加重，DIC 初筛：APTT >180 s。每日补充新鲜冰冻血浆。第 4 日血小板 1 个治疗量输注。第 10 日血小板升至正常，复查 DIC 初筛大致正常。

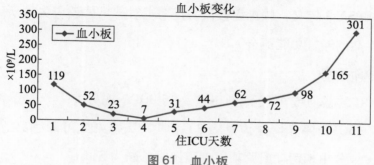

图 61 血小板

6. 肝功能（图62）：患者入院时存在急性肝损伤，予阿托莫兰、天晴甘美、思美泰等保肝治疗，第 9 日转氨酶等肝功指标降至正常。

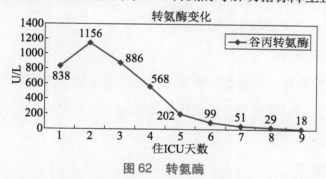

图 62 转氨酶

7. 肾功能（图63）：第 2 日予床旁血滤治疗，CVVHDF，治疗量 3000 ml/h。后自主尿量恢复，第 15 日起停用血滤。此后患者自主尿量维持在 2500 ml/天，未出现高钾代酸。

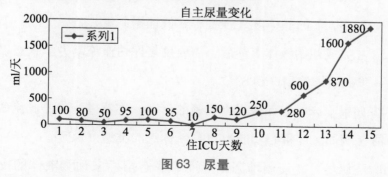

图 63 尿量

病例分析

SEPSIS 3 定义：脓毒症被认为是宿主对感染的反应失调所致的危及生命的器官功能不全。

诊断标准

ICU 的感染或可疑感染患者，当 SOFA 评分 ≥2 分时诊断为 Sepsis（SOFA 评分情况详见表 3）；非 ICU 感染或可疑感染患者，qSOFA 评分出现两项或两项以上阳性时诊断为 Sepsis。

qSOFA 评分共三项：

1. 收缩压 ≤100 mmHg；

2. 呼吸频率 ≥22 次/min；

3. 意识改变。

脓毒性休克：指脓毒症患者尽管经充分的液体复苏后仍存在持续的低血压，需要使用升压药物维持平均动脉压 65 mmHg 以上，血乳酸 2 mmol/L 以上。

初始复苏

1. 脓毒症和脓毒性休克是临床急症，推荐立即开始治疗与复苏（BPS）。

2. 对脓毒症所致的低灌注进行液体复苏，需要在起始 3 h 内输注至少 30 ml/kg 的晶体液（强推荐，低证据质量）。

3. 在完成初始液体复苏后，需要反复评估血流动力学状态以指导进一步的液体使用（BPS）。

4. 如果临床检查无法得出明确的诊断，推荐进一步的血流动力学评估（例如，评价心功能）以判断休克的类型（BPS）。

5. 建议尽可能使用动态指标而非静态指标来预测液体的反应

表3 SOFA 评分

		0分	1分	2分	3分	4分
呼吸系统	氧合指数	≥400	<400	<300	<200，呼吸支持	<100，呼吸支持
凝血系统	血小板计数（×10⁹/L）	≥150	<150	<100	<50	<20
肝脏系统	胆红素（μmol/L）	<20	20～33	33～102	102～204	≥204
心血管系统		平均动脉压 70 mmHg	平均动脉压 <70 mmHg	多巴胺<5.0 或多巴酚丁胺（任何剂量）[1]	多巴胺5.0～15.0 或肾上腺素 ≤0.1 或去甲肾上腺素≤0.1[1]	多巴胺>15 或肾上腺素>0.1 或去甲肾上腺素>0.1[1]
中枢神经系统	Glasgow 评分	15	13～15	10～13	6～10	<6
肾脏	肌酐（μmol/L）	<110	110～171	171～300	300～440	≥440
	尿量（mL/d）				<500	<200

注：1）儿茶酚胺类药物剂量单位为 μg/（kg·min），至少1 h；1 mmHg=0.133 kPa；氧合指数为 PaO₂，（mmHg）/FiO₂

笔记

135

性（弱推荐，低证据质量）。

6. 对于需要使用血管活性药物的脓毒性休克患者，推荐初始的目标平均动脉压为 65 mmHg（1 mmHg = 0.133 kPa）（强推荐，中等证据质量）。

7. 乳酸升高是组织低灌注的标志，对此类患者建议使用乳酸来指导复苏，使其恢复至正常水平（弱推荐，低证据质量）。

液体治疗

1. 推荐进行补液试验，如果血流动力学指标持续改善，则可以继续输注液体（BPS）。

2. 对于脓毒症及脓毒性休克患者，在早期液体复苏及随后的血容量扩充时，推荐选择晶体液（强推荐，中等证据质量）。

3. 对于脓毒症或脓毒性休克患者，建议使用平衡液或者生理盐水进行液体复苏（弱推荐，低证据质量）。

4. 在早期复苏及随后的血容量扩充阶段，当需要大量的晶体液时，建议可以加用白蛋白（弱推荐，低证据质量）。

5. 对于脓毒症或脓毒性休克患者，不建议使用羟乙基淀粉进行血容量扩充（强推荐，高证据质量）。

6. 对于脓毒症或脓毒性休克患者的复苏，建议使用晶体液而非明胶（弱推荐，低证据质量）。

机械通气

对于脓毒症导致的 ARDS，如果无组织低灌注的证据，推荐使用保守的液体治疗策略（强推荐，中等证据质量）。

患者休克明确存在，但严重低氧血症、肺水肿，原因究竟是 ARDS 还是急性左心衰，抑或二者同时存在。

根据入院第 2 日 PICCO 监测结果（表 4）：提示患者心排大致正常，全身血管阻力低，血管外肺水明显增加。

表 4　监测结果

	正常范围	第 2 日		正常范围	第 2 日
CVP mmHg	5～12	23	ITBVI ml/m²	850～1000	996.2
HR 次/分		128	GEDVI ml/m²	680～800	797.3
CI L/min/m²	2.5～4.0	3.99	PVPI	1～3	3.2
SVRI DS·m²/cm⁻⁵	1970～2390	1243	GEF %	25～35	16
LVSWI g·m/m²	50～62	36	CFI min⁻¹	4.5～6.5	5
EVLWI ml/hg	3～7	14.8			

考虑为 ARDS 导致肺水肿，而非左心衰导致。那么在休克合并 ARDS 时，如何进行液体管理呢？是根据脓毒症休克而进行液体复苏，实行液体管理正平衡，还是根据 ARDS 采取保守的液体治疗策略，实行液体管理负平衡？

根据血流动力学检测指标，按照容量管理决策树（图 64），进行液体管理。

采取的液体管理方案（图 65）：

在补充胶体液的同时，负平衡的液体管理方案。多巴胺、去甲肾上腺素根据血压调整。

第 5 日，肺水肿明显改善，系统外周阻力恢复。停用血管活性药物后患者循环稳定。液体管理上方案调整为出入平衡。为降低导管相关性感染风险，拔除 PICCO 相关置管结束 PICCO 监测。

患者感染控制，各脏器功能明显改善，生命体征平稳，于住 ICU 第 19 日转至普通病房。转出时，患者卧床状态，雾化面罩吸

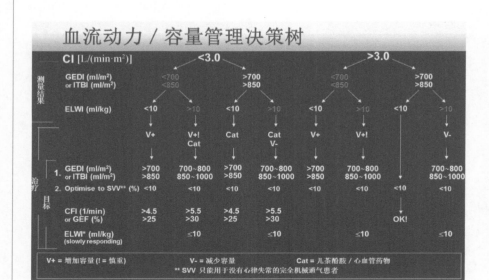

图 64 容量管理决策树

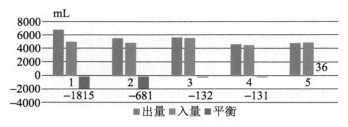

图 65 液体出入量管理

氧，10 L/min，脉氧饱和度 100%，测 CVP 11 mmHg。查体：T 37.1 ℃，BP 129/68 mmHg，神清语利，双肺呼吸音低，未闻及干、湿啰音，心率 92 次/分，律齐，心瓣膜区听诊未闻及病理性杂音，腹稍膨隆，腹软，肠鸣音约 2 次/分，双下肢无水肿，四肢末梢暖。

病例点评

脓毒症的发病率和病死率均较高，严重威胁着人类健康。全球每年有数百万患者罹患脓毒症，其中 1/4 以上死于脓毒症。拯救脓

毒症运动自 2004 年以来，发布了 4 次指南。最近一次，也就是
2016 拯救脓毒症运动：脓毒症和脓毒性休克处理国际指南。本指南
推荐的级别包括强、弱 2 级，证据质量分为高、中、低、很低 4
级，无法分级的强推荐则为最佳实践声明（bestpracticestatement，
BPS）。临床中患者病情判断准确是执行指南的前提，而按照指南
提出的："脓毒症和脓毒性休克推荐立即开始治疗与复苏（BPS）。
对脓毒症所致的低灌注进行液体复苏，需要在起始 3 h 内输注至少
30 ml/kg 的晶体液。推荐进行补液试验，如果血流动力学指标持续
改善，则可以继续输注液体（BPS）。"该患者应该快速扩容补液。
而指南中提到："对于脓毒症导致的 ARDS，如果无组织低灌注的
证据，推荐使用保守的液体治疗策略"。由于该患者存在组织低灌
注，不是指南中推荐使用保守液体治疗策略的对象。貌似该患者应
该以积极扩容纠正休克，液体应采取正平衡策略。但实际上我们通
过血流动力学监测发现，患者的容量相对充足，而血管外肺水明显
增加，这时患者血压低是因为系统外周阻力的下降所致，如果按照
指南去扩容，将导致患者肺水肿进一步加重，氧供减少，组织缺氧
进一步加重，加重全身器官组织功能损伤。这时根据容量管理决策
树的提示，采取负平衡的液体管理方案，这才如此以为 MODS 患者
抢救成功，当然这与原发病的积极有效处理是分不开的。

023
肝移植术后急性排异反应合并中枢神经系统病变一例

病历摘要

患者男性，54岁。主因"反复呕血、黑便7个月"入院。

7个月前无明显诱因出现黑便，未予重视。6个月前无明显诱因再次出现黑便，伴呕血1次，量不多，就诊于当地医院行电子胃镜＋食管静脉曲张套扎术，腹部超声提示：轻度脂肪肝，脾大。予对症治疗后患者症状好转出院。4个月前患者再次出现黑色稀便三次，量不详，就诊于北京地坛医院，电子胃镜提示：食管静脉曲张破裂出血后，胃潴留，腹部CT提示：肝硬化，脾大，门脉高压，腹水，考虑"肝硬化失代偿，门脉高压"诊断明确，行食管胃静脉曲张精准断流术，食管静脉硬化术，术后症状好转后出院。2个月余前患者来我院行肝移植术前评估，无绝对手术禁忌，于院外等待肝源。15天前患者再次出现数次血便，量不详，就诊于当地医院，11天前患者出现呕血，量大，约1000 ml，行胃镜下胃底曲张静脉组织胶注射术，后好转出院。为求进一步治疗，就诊于我院普外科。

既往2001年发现左肾占位，于外院行左肾切除术，术后病理不详。

入院查体： T 36.8°C，BP 128/56 mmHg，HR 78次/分，R 18次/分。神志清楚，皮肤巩膜黄染，腹壁静脉曲张，腹部稍饱满，无明显压痛、反跳痛、肌紧张。

辅助检查：

血常规：WBC 4.2×10^9/L，GR% 73%，HGB 63 g/L，PLT 107×10^9/L。

生化：Cr 63.5 μmol/L，Urea 5.81 mmol/L，ALB 25.8 g/L，T-BIL 318.54 μmol/L，ALT 97 U/L，AST 317.5 U/L，GGT 88 U/L，ALP 386 U/L。

DIC初筛：PT（s）23.1 s，PT（A）31.2%，APTT 56.90 s，INR 1.99，Fbg 0.59 g/L，FDP 5.40 mg/L。

血氨：66 μmol/L。

入院诊断： 肝硬化失代偿（自身免疫性肝炎?）、门脉高压、食管胃底静脉曲张破裂出血、腹水、脾大、贫血、食管胃静脉曲张断流术后、食管静脉硬化术后、左肾切除术后。

诊疗经过

入院后反复消化道出血，予以对症止血、输血等支持治疗。患者腹水，低蛋白，予以补充白蛋白，利尿治疗。后因再次发生消化道大出血，量约2000 ml，血红蛋白下降至34 g/L，伴休克，予三腔两囊管压迫止血、冰盐水洗胃、扩容、抑酸、输血等对症处理。由于出现意识障碍，急查血氨升高，予以精氨酸、门冬氨酸鸟氨酸治疗，同时配合白醋盐水灌肠。转入重症医学科加强监护治疗。

1. 肝脏：予保肝、降门脉压、抑酸、降血氨等支持治疗。转入后第 3 日行尸肝 + 跨血型肝移植术，手术时间约 7 小时，术中总入量 4330 ml，失血 2000 ml，术中腹水引流液为 5000 ml，输注普通冰冻血浆 1000 ml，同型红细胞悬液 780 ml，术后保留 3 根引流管（右肝上、右肝下、左肝上引流），引流液均为淡血性液体。术后给予常规保肝、激素抗排异、免疫抑制等对症治疗，监测患者肝功能生化指标呈进行性下降趋势。

术后第 7 日，患者出现发热，术后第 8 日达到体温高峰 39.7 ℃，并且出现 ABO 血型的抗 A 及抗 B 的 IgM、IgG 抗体效价进行性升高的情况。肝脏生化检查提示肝酶及胆红素水平进行性、显著性升高。但术后超声监测肝脏大小、形态均如常，移植肝血流未见明显异常。

于术后第 8 日调整抗排异方案，并给予激素冲击治疗（表 5）。此后监测患者肝酶及胆红素水平进行性下降，监测 ABO IgM 抗体效价回落。

2. 中枢神经系统：患者消化道大出血后，持续昏迷状态，转入后第 3 日出现抽搐，间断予药物镇静治疗。至术后第 3 日，神志仍无明显改善，监测血氨已降至正常。完善头颅 CT 检查，提示右侧额叶脑出血（图 66）。经神经内科及神经外科联合会诊后，予甘油果糖脱水降颅压治疗，醒脑静促醒，术后第 4 日患者神志好转，术后第 6 日患者神志转清。术后第 10 日复查头颅 CT 见颅内病灶较前吸收（图 67）。

3. 其他方面：①感染：患者术前存在误吸，双肺炎，查体发现双下肢皮肤张力性血疱伴破溃，术后予泰能 + 稳可信 + 米开民的广覆盖抗感染治疗方案。术后早期监测体温基本正常，血白细胞曾在

表5　术后抗排异及激素冲击治疗方案

日期	10-6	10-7	10-8	10-9	10-10	10-11	10-12	10-13	10-14	10-15	10-16	10-17	10-18	10-19	10-20	10-21	10-22
激素(mg)	100	80	60	40	30	20	10	240	240	200	40	40	40	20	10	8	8
FK506(mg)	4.0	4.0	4.0	4.0	2.0	2.0	3.0	3.0	3.0	3.5	3.5	3.5	3.5	4.0	4.0	4.0	4.0
骁悉(g)	—	—	—	—	—	—	—	2	2	2	2	2	2	2	2	2	2
其他治疗	—	—	—	—	—	—	—	血浆置换	血浆置换	—	—	—	—	—	—	—	—
FK506浓度	—	—	13.0	—	—	—	3.20	—	—	6.2	—	—	—	5.8	—	—	—

笔记

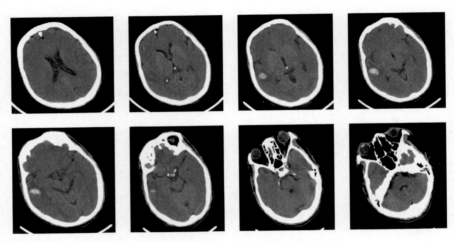

图 66　术后第 3 日头颅 CT 情况

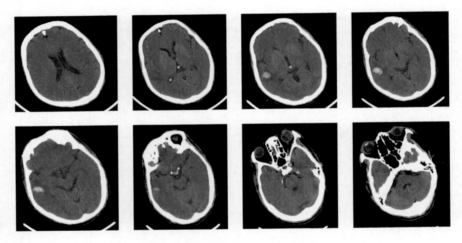

图 67　术后第 10 日头颅 CT 情况

$10 \times 10^9/L \sim 20 \times 10^9/L$ 波动，于术后第 3 日降至正常，PCT 升高，查痰培养提示鲍曼不动杆菌，于术后第 5 日降级泰能为特治星抗感染治疗。术后查 EB 病毒核酸检测阳性，加用丽科伟抗病毒治疗。后期监测患者体温、血常规、PCT 均降至正常。②呼吸：转入后第 2 日因患者意识障碍行气管插管后机械通气治疗，术后监测患者呼吸功能稳定，逐渐调整为自主呼吸模式，呼吸机支持条件不高，完善胸部 X 线片及肺部 CT 检查均提示少量斑片影，但由于患者意识障碍延迟了脱机拔管时间，于术后第 10 日神志清楚后成功脱机拔管。③循环：术前予积极补液扩容及血管活性药物升压治疗，血压水平可维持稳定。术后患者活动性出血基本停止，监测血红蛋白水平稳定，逐渐减停血管活性药物。④凝血：术后监测患者血小板水平进行性上升，DIC 提示各项指标逐渐恢复至正常水平。术后第 17 日成功转出，术后第 37 日康复出院。

病例分析

排异反应为人体抵御外来异物的能力。在无免疫抑制剂的情况下，非亲缘间的异体移植，几乎均会在术后 7 ~ 14 天内出现急性排异反应。该病例特点之一为行尸肝 + 跨血型肝移植术。术后予常规保肝、抗排异、免疫抑制等对症治疗，术后早期肝酶及胆红素水平进行性下降，术后一周左右出现发热，伴肝酶及胆红素水平显著升高。急性排异反应具有一些非特异的临床表现，如发热，黄疸，胆汁量及颜色变浅，血清转氨酶及胆红素升高等，诊断金标准依靠肝穿刺病理检查。该病例中患者术后临床表现与急性排异反应相符。治疗上可以通过药物进行治疗，主要的治疗药物包括钙调素抑制剂，抗增殖剂，糖皮质激素，多克隆及单克隆抗体等。其中钙调素抑制剂为主导抑制剂，单用或联合使用其他抑制剂。常用的方案为"三联"方案：如（环孢素或 FK506）+（骁悉或硫唑嘌呤）+ 甲强龙，"三联"可以逐渐过渡至"二联"甚至单药治疗。使用过程中需注意监测 FK506 浓度，维持在治疗目标范围。当出现急性排斥反应时：①若正在使用环孢素，可考虑换用 FK506，并维持在较高浓度，必要时加用骁悉，多数患者可逆转；②若正在使用 FK506，如果 FK506 浓度降低出现排斥反应一般增加 FK506 用量即可逆转，顽

笔记

固者可加用骁悉，少数患者需激素冲击治疗；③极少数患者 FK506 用量已很大，但 FK506 浓度不高，并出现排斥反应，可考虑环孢素＋骁悉＋激素治疗。需要注意的是，同一类免疫抑制剂，不能一起使用，并且在用药期间，需注意其与其他药物间的相互作用，以及联合用药带来的副作用。针对术后合并感染的患者，应尽量早停激素，将 FK506 浓度维持在尽量低的水平，必要时可暂时停用，并密切观察肝功能改变。

另外该病例，另一特点为合并中枢神经系统病变。通常针对肝硬化失代偿期的患者，合并意识障碍后，首先考虑的疾病即为肝性脑病，治疗也多给予针对肝性脑病的对症处理措施，如降血氨，治疗原发肝病等。通常进行了原发疾病的治疗后，患者神志便可恢复正常。但该病例中，患者术后 3 日神志仍未恢复，期间监测血氨水平已恢复正常，监测肝功能也逐渐好转。那么导致该病例中患者持续意识障碍的原因可能不仅仅是肝性脑病这一单一因素。完善头颅 CT 检查后，证实该患者伴发颅内出血，经积极脱水降颅压、促醒治疗后，患者病情逐渐趋于稳定。神志好转后，康复出院。

📋 病例点评

针对肝移植病例，应注意几点：①首先要警惕移植排异反应，分为超急性排异、急性排异及慢性排异反应。超急性排异反应术后短期内发生，多见于供受者血型不合，一般需再次移植治疗。急性排异反应多发生于术后 7～14 天，可通过药物治疗。慢性排异反应发生时间不定，无特征性表现，多伴进行性肝功能衰竭，需再次移植治疗。②警惕术后感染，肝移植患者术后多应用免疫抑制剂及激素，发生感染的概率高，术前便合并感染的患者危险性更高，早期广覆盖治疗有益于控制感染。③结合患者特点，应充分鉴别诊断，不可专注于常规治疗，忽视了可能潜在的其他疾病。

024

食管癌术后吻合口瘘一例

患者男性，72 岁。主因进行性吞咽困难 7 个月入院。患者入院 7 个月前进食硬物时出现吞咽困难，胸骨后不适，症状可自行缓解，入院 5 个月前患者因症状反复，食管胃镜检查示：食管癌，胃溃疡（S1 期）。外院行"食管癌切除术 + 食管胃弓上吻合术"，术后病理示中 - 低分化鳞状细胞癌。入院半个月前患者出现进流食后吞咽困难伴刺激性呛咳，伴咳白色粘痰，痰中带暗红色血块。患者就诊于我院急诊，期间患者出现发热，体温最高达 38.5 ℃，查血常规示：WBC 9.69 × 10^9/L，GR% 92.6%，CRP 33 mg/L，呕吐物潜血试验阳性，予泰能、稳可信抗感染、雾化辅助排痰、静脉补液及营养支持等治疗，患者无明显诱因出现喘憋，并逐渐加重，伴有意识淡

笔记

漠，脉氧饱和度 70%～80%，血气提示 Ⅱ 型呼吸衰竭，气管插管后转入 ICU。转入 ICU 后，患者仍发热，体温 37.6 ℃，血常规较前无明显变化，予泰能 0.5 g，q6h，抗感染治疗。患者仍有明显憋喘、呼吸困难，且逐渐加重，伴大汗，复查血气 pH 7.18，PCO_2 96 mmHg，PO_2 68 mmHg，BE 7.8 mmol/L，Lac 1.7 mmol/L，提示二氧化碳潴留较前加重，予以上调呼吸机压力支持条件，同时行胸部 CT 检查示"胸腔胃内容积显著增加，左肺组织被明显压迫，左侧包裹性胸腔积液"，请胸外科会诊，考虑存在吻合口瘘、脓胸可能，由于左侧的肺组织受压迫严重，存在限制性通气功能障碍而导致二氧化碳潴留。当日完善上消化道造影检查，存在吻合口处造影剂外漏，明确存在食管癌术后吻合口瘘。遵胸外科建议下胃管行胃肠减压，同时行胸腔引流解除脓胸影响。患者胃肠减压管引出大量胃内容物，复查胸部 X 线片提示左肺膨胀不全较前明显减轻，血气提示二氧化碳潴留情况较前好转。患者胸腔引流为脓性液体，引流液培养提示铜绿假单胞菌，根据药敏结果抗生素调整为左氧氟沙星，后体温、血常规逐渐降至正常。4 天后拔除气管插管，予鼻导管低流量吸氧，复查动脉血气恢复正常。1 周后转出 ICU。

病例分析

食管癌术后吻合口瘘出现呼吸衰竭是食管癌围手术期并发症之一，病死率可达 40% 以上。食管癌术后吻合口瘘导致呼吸衰竭的原因多方面，①吻合口瘘形成液气胸，与胸腔胃一起，压迫肺组织，造成限制性通气功能障碍和通气血流比例失调；②多发性包裹胸腔积液导致支气管痉挛并限制肺膨胀；③吻合口瘘后患者存在脓毒症，各种严重介质刺激释放，出现肺泡毛细血管膜损伤，导致肺水肿和肺不张。食管癌吻合口瘘伴呼吸衰竭患者出现呼吸衰竭时间为术后 3～6 天，中位时间 4 天。患者表现为心动过速或室上性心律失常、呼吸困难，血气分析显示为Ⅰ型或Ⅱ型呼吸衰竭。患者需经口气管插管或插管后改气管切开，机械通气时间 3～18 天，中位时间 4.5 天。

食管癌吻合口瘘的分型根据 Urschel 分类：Ⅰ型为早期暴发型，发生于术后 48 h 内，多因为胃壁坏死所致；Ⅱ型为临床明显胸部瘘，即经典的吻合口瘘，包括发热、胸背痛，以及中毒症状；Ⅲ型为临床明显颈部瘘，即颈部红肿，伴有皮下积气；Ⅳ型为临床隐性瘘，瘘口较小，中毒症状轻。

关于食管癌吻合口瘘伴呼吸衰竭的治疗，在呼吸机辅助通气的基础上，主要在于原发病及吻合口瘘的治疗，包括非手术治疗和手术治疗。传统的选择方法为如患者仅为颈部吻合口瘘，行局部切开引流；如患者中毒症状轻，一般状况好，胸腔积液有局限的可能，行非手术治疗；如中毒症状重，非手术治疗无效，行二次开胸清创引流，即手术治疗。目前国内外多主张对于非局限性瘘，采取积极的外科措施如二次开胸彻底清创引流。吻合口瘘如不能有效治疗（如清创引流等），很难通过单纯机械通气治愈呼吸衰竭。

本例患者为食管癌术后 5 个月，临床表现为发热伴呼吸困难，血气分析提示Ⅱ型呼吸衰竭，根据 Urschel 分类为Ⅱ型（经典的吻合口瘘），最初给予抗感染、静脉营养支持等治疗，效果欠佳，喘憋及呼吸困难症状逐渐加重，最终行气管插管转入 ICU，继续给予常规治疗，病情无明显好转，呼吸机撤机困难，经与胸外科沟通，给予胃肠减压、胸腔引流等非手术治疗，吻合口瘘得到有效控制，并在短时间内脱机拔管。

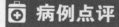

病例点评

1. 吻合口瘘是食管癌术后呼吸衰竭的主要原因之一。因此，对食管癌术后呼吸衰竭的原因进行鉴别诊断，早期发现吻合口瘘，及时进行早期处理，对于缩短入住 ICU 的时间、降低治疗费用、降低病死率有重要的临床意义。

2. 及时准确的诊断及分类是进一步明确治疗策略的基础。Urschel 分类Ⅰ型食管癌吻合口瘘发生时间早，必须得到早期外科处理，极少发生呼吸衰竭后由内科医师管理。对于 Urschel 分类Ⅲ型、Ⅳ型食管癌吻合口瘘伴呼吸衰竭的的患者可采用非手术治疗。对于 Urschel 分类Ⅱ型食管癌吻合口瘘伴呼吸衰竭的患者，呼吸机辅助通气同时积极治疗吻合口瘘是缩短患者机械通气时间，降低住院病死率的重要措施。

笔记

025

糖尿病双胍类降糖药致
乳酸酸中毒一例

病历摘要

患者男性，63 岁。主因"尿中泡沫增多 10 余年，血肌酐升高 3 年"入院，考虑慢性肾功能不全（尿毒症期），入院后予规律连续性静脉 – 静脉血液透析（Continuous Veno – Venous Hemodialysis，CVVHD）治疗，每次 2 ~ 4 小时，除水 2000 ml 左右。患者 1 个月前曾出现急性心肌梗死，2 周前行冠脉搭桥术，术后规律抗血小板治疗。

既往高血压病史 20 余年，口服降压药物，血压控制尚可。糖尿病史 20 余年，规律口服降糖药物及应用胰岛素控制血糖，入院后患者偶诉恶心，食欲差，进食量少，暂停胰岛素，予阿卡波糖、二甲双胍口服降糖治疗。

入院后第 7 天凌晨，患者神志淡漠，测血糖 1.9 mmol/L，即刻给予高糖静推治疗，血气提示 pH 6.773，PO_2 161.60 mmHg，PCO_2 11.30 mmHg，K^+ 7.25 mmol/L，HCO_3^- 1.60 mmol/L，ABE –31.70 mmol/L，SBE –33.30 mmol/L，考虑严重失代偿性代谢性酸中毒、高钾血症，予积极纠酸降钾治疗，患者神志逐渐转差，出现脉氧饱和度及血压下降，予充分补液、多巴胺升压，提高吸入氧浓度，后监测指脉氧可维持在 100%，但血压持续下降，期间伴随心率下降，最慢 50 次/分，间断肾上腺素静推，予多巴胺联合肾上腺素静脉泵入，维持血压在 120/50 mmHg 左右，为进一步诊治转入重症监护室。

转入后患者持续嗜睡状态，呼之可应，双侧瞳孔等大、等圆，直径约 4 mm，对光反射迟钝，双侧病理征阴性，心率 60～80 次/分，房颤心律。肺部及腹部查体未见异常。可见胸部正中手术瘢痕及右下肢散在瘀斑。四肢末梢凉。转入后化验仍提示明显代谢性酸中毒，低钙血症，乳酸持续 >15 mmol/L，GLU 14.7 mmol/L，K^+ 4.4 mmol/L，尿糖及尿酮体阴性。血常规偏高。肌酐 1186 μmol/L。血流动力学监测提示高排低阻，肺水指数正常，前负荷指标正常高限，股静脉压力 3～4 mmHg。监测患者血压持续下降，加用去甲肾上腺素维持血压，血管活性药物剂量持续加量，最大剂量去甲肾上腺素 1.2 μg/(kg·min)，多巴胺 24 μg/(kg·min)，患者病情危重，予以积极补液、碳酸氢钠静点纠酸，维持电解质平衡，胰岛素控制血糖，予床旁连续性静脉 – 静脉血液透析滤过（Continuous Veno – Venous Hemodiafiltration，CVVHDF）治疗，同时根据血液动力学监测精细化液体管理，同时加强各脏器功能支持。转入第二天起，患者神志逐渐好转，血管活性药物逐渐减停，代谢性酸中毒纠正，电解质及血糖平稳，乳酸逐渐下降至正常。后患者可自主进食，无不适主诉，过渡为间断 CVVHDF 并于转入第 13 天转出至普通病房。

笔记

病例分析

乳酸酸中毒（Lactic Acidosis，LA）是各种原因引起血乳酸水平升高而导致的酸中毒。常见于糖尿病患者，特别是口服双胍类药物者，一旦发生，病死率可高达50%以上。通常治疗能使乳酸浓度下降，但无法改善预后。正常人空腹静脉血（休息状态下）中乳酸浓度为0.4～1.4 mmol/L。血乳酸水平超过正常（>1.8 mmol/L），在2～5 mmol/L时，多呈代偿性酸中毒，这种只有乳酸升高而无酸中毒者，称为高乳酸血症。血乳酸水平显著升高，多在5 mmol/L以上，是诊断乳酸性酸中毒的主要根据。该患者乳酸大于15 mmol/L，存在明显酸中毒表现，故乳酸酸中毒诊断明确。

LA常见病因：（1）乳酸产生过多：①糖尿病慢性并发症，如合并心、肺、肝、肾脏疾病，造成组织器官缺氧，引起乳酸生成增加；②糖尿病患者存在糖代谢障碍，糖化血红蛋白水平升高，血红蛋白携氧能力下降，造成局部缺氧，致使丙酮酸氧化障碍及乳酸生成增加；③休克时伴有末梢循环衰竭，组织缺血缺氧，乳酸生成增加；④酗酒引起急性乙醇中毒，酒精在乙醇脱氢酶的作用下生成乙醛，乙醛氧化生成乙酸，乙酸进一步代谢使机体生成乳酸增多；⑤一氧化碳中毒可直接抑制呼吸链的细胞色素氧化酶的作用，使动脉氧含量降低，产生低氧血症而造成LA；⑥儿茶酚胺能收缩骨骼肌及肝血管，引起肝摄取乳酸功能下降，肌肉因组织缺氧而释放乳酸增加，造成血中乳酸增高。（2）乳酸清除不足：①糖尿病急性并发症，如感染、酮症酸中毒等，可造成乳酸堆积，诱发LA；②糖尿病慢性并发症，如肝肾功能障碍又可影响乳酸的摄取、代谢、转化及排出；③双胍类降糖药使用不当（剂量过大或选择不当），尤

154

其苯乙双胍（降糖灵），其半衰期长，排泄缓慢，能抑制肝脏和肌肉等组织摄取乳酸，抑制线粒体内乳酸向葡萄糖转化，引起乳酸堆积；④对乙酰氨基酚大剂量或长期服用可引起暴发性肝坏死，使乳酸清除障碍。（3）其他：如癌症、胃肠外营养、维生素缺乏、疟疾、霍乱、运动等也会引起血乳酸升高从而引起 LA。该患者病因方面，考虑主要与肾功能不全患者双胍类降糖药物使用不当，以及糖尿病急慢性并发症致乳酸蓄积有关。

LA 在临床上分为先天性和获得性两大类，获得性乳酸酸中毒又分为 A、B 两型。（1）A 型 LA：有组织低氧血症的临床证据。如低血压休克、一氧化碳中毒及原发性缺氧等。（2）B 型 LA：无组织低氧血症的临床证据。B1：与糖尿病、恶性肿瘤等基础疾病有关；B2：由乙醇、双胍类等药物和毒素引起；B3：由先天代谢障碍、肌肉剧烈活动、癫痫大发作、寒战等其他因素有关。该患者为 B 型 LA。

LA 起病较急，临床上常有不明原因的深大呼吸、低血压、神志模糊、嗜睡及昏迷等症状，有时伴恶心、呕吐、腹痛，偶有腹泻，体温常可下降。主要诊断标准包括：血乳酸 ≥ 5 mmol/L；动脉血 pH < 7.35；HCO_3^- < 10 mmol/L；丙酮酸升高，且乳酸与丙酮酸比值 ≥ 30；酮体不高；无其他酸中毒原因。严重的酸中毒可造成机体多个脏器损伤，需尽早纠正。乳酸酸中毒预后差，病死率高，并随着乳酸水平的升高而增高。有国外文献报道当乳酸在 $1.4 \sim 4.4$ mmol/L 时病死率 20%；血乳酸 $4.5 \sim 8.9$ mmol/L 时病死率增至 74%；血乳酸达到 $9.0 \sim 13.0$ mmol/L 时病死率达 90%；当血乳酸 > 13 mmol/L 时，其病死率亦高达 99%。该患者存在典型神经系统症状、休克，以及消化系统症状，有多脏器功能不全表现，诊断明确且病死率高。

LA 的治疗：吸氧，必要时气管插管，呼吸机辅助通气；每 2 小时监测血 pH 值、乳酸和电解质；去除诱因，包括病因治疗、控制感染、给氧、纠正休克，停用可能引起乳酸性酸中毒的药物等。必要时使用甘露醇、肝素和糖皮质激素。补钾，需注意防止因纠酸过快、输钠过多而引起低血钾和反跳性碱中毒。充分补液，监测中心静脉压，迅速改善心排血量和组织的微循环灌注，纠正休克，积极补碱纠酸，监测酸碱水平，胰岛素治疗，尽早行连续肾替代疗法（Continuous Renal Replacement Therapy，CRRT）。该患者治疗策略与标准化乳酸酸中毒相符，患者代谢性酸中毒明显，应用 CRRT 及时调整，维持电解质酸碱平衡。该患者相对突出的为循环方面，顽固性休克，应用大剂量并联合使用血管活性药物升压治疗，维持血压稳定，后根据血液动力学监测指导精细化液体管理，使患者循环逐渐稳定、脏器功能先后恢复并转出。

🩺 病例点评

本病症状与体征可无特异性，常被掩盖。以下情况均应高度怀疑本病：①病史上糖尿病患者有用过量的双胍类药物（降糖灵每日超过 75 mg；二甲双胍每日超过 2 g）后出现病情加重；②糖尿病者有肝肾功能不全，缺氧或手术等同时使用双胍类降糖药；③糖尿病患者出现多种原因休克，又出现代谢性酸中毒而酮体无明显增高者。结合代谢性酸中毒呼吸深大、意识障碍等临床表现，以及血气分析、乳酸测定、血及尿丙酮酸比值检测等实验室检查可诊断此病。同时需与糖尿病高渗性非酮症昏迷、糖尿病酮症昏迷、乙醇性酸中毒及低血糖昏迷相鉴别。在纠正酸中毒过程中可静脉应用碳酸氢钠，尽快使血 pH 值上升到 7.2，在血 pH 值≥7.25 时停止补碱，以避免反跳性碱中毒。该病预后差，需积极预防。对需用双胍类降糖药物治疗的患者，尽量选用比较安全的二甲双胍，不用苯乙双胍。凡糖尿病并有肝肾功能不全、大于 70 岁的老年人，以及心肺功能不佳者，二甲双胍也应忌用。糖尿病控制不佳者可改用胰岛素治疗。凡休克、缺氧、肝肾功能衰竭时如有酸中毒必须警惕本病的可能性而进行努力防治。糖尿病患者应戒酒，并尽量不用可能引起LA 的药物。

病历摘要

患者女性,20 岁。主因"间断发热半年余"入院。

患者半年余前受凉后出现发热,体温最高达 40 ℃,血常规示三系减低。3 个月前患者无明显诱因再次出现发热,体温波动在 38 ~40 ℃,伴周身皮肤黄染,伴纳差、腹胀,伴左侧腹部持续性绞痛,伴消瘦、乏力、盗汗等不适,完善血常规、血生化检查,腹部超声提示肝脾肿大,腹膜后多发淋巴结肿大,EBV – DNA 1.03 × 10^6 copies/ml,骨髓细胞学可见噬血现象,诊断为"噬血细胞综合症",予激素、抗感染、保护胃黏膜等对症治疗后,患者症状好转出院。院外长期口服地塞米松抗感染治疗。20 余天前患者因无明显诱因再次出现发热,入院就诊,噬血细胞综合症诊断明确,予以

DEP 方案化疗 1 次（立幸 40 mg d1，依托泊苷 150 mg d1，甲强龙 800 mg d1 ~ d3），患者发热、乏力等症状好转。化疗后血常规提示三系减低，考虑为化疗后骨髓抑制，给予瑞白及巨核粒皮下注射对症治疗，后好转出院。1 天前患者出现发热，体温最高 39 ℃，伴咳嗽，无痰，为进一步诊治入院。

诊断： 噬血细胞综合征、EB 病毒感染、肺部感染。

患者入院后有发热，伴咳嗽，无痰，呼吸急促，血常规示白细胞较前明显升高，急查胸部 CT 平扫（图 68）示双肺多发结节及斑片影，血气提示低氧血症，予以面罩吸氧，给予美平、斯沃、卡泊芬净及复方联磺噁唑胺抗感染，同时予以补液、补充白蛋白、化痰、物理降温等对症治疗，患者呼吸困难逐渐加重，给予高频呼吸机辅助给氧，脉氧仍不能维持在 90% 以上，转入重症医学科。

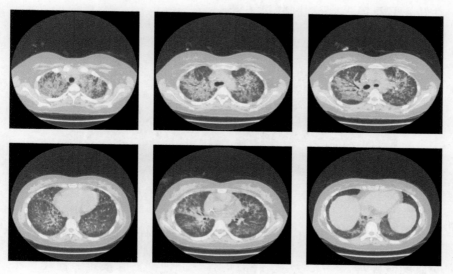

图 68　入院时胸部 CT 影像

患者肺部感染加重，予以气管插管机械通气。感染方面，转入初期结合患者影像学检查，考虑为混合感染可能，同时不除外卡氏肺孢子菌感染，予以美罗培南 + 去甲万古霉素 + 卡泊芬净 + 磺胺联合抗感染，同时完善病原学检查，患者存在 EB 病毒、细小病毒及腺病毒检验阳性，卡肺 PCR 核酸检测阳性，G 试验阳性，在前期抗感染方案基础上加用阿昔洛韦、伏立康唑联合抗感染治疗，后监测患者体温高峰、血常规白细胞均呈下降趋势，患者感染逐渐控制，转入 ICU 10 天后，予以降级抗感染治疗，停用去甲万古霉素，停用伏立康唑，将美罗培南先后降级为拉氧头孢、头孢美唑抗感染治疗，停用阿昔洛韦。

呼吸支持方面，患者重度 ARDS，予以机械通气支持，监测氧合改善不明显，肺部超声（图 69）提示肺间质水肿，氧合指数持续小于 100 mmHg，遂予以加强镇静 + 镇痛 + 肌松，开始进行间断俯卧位通气，采用小潮气量、合适的 PEEP 肺保护性通气策略，伴随感染逐渐控制，患者氧合逐渐好转，逐渐下调呼吸机支持条件，在转入 ICU 第 11 天顺利脱机拔管。

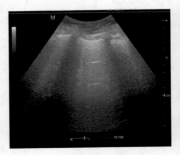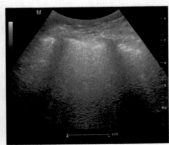

图 69　肺部超声影像（双侧肺部上蓝点位置）

患者脓毒症，重度 ARDS，同时存在感染性休克、急性肝损伤、凝血功能异常，转入后给予补液扩容、去钾肾上腺素维持血压，根据 PICCO 监测结果调整液体治疗，后循环逐渐趋于稳定，并减停血管活性药物。患者感染控制，脏器功能稳定，于转入 ICU 第 16 天顺利转出，至普通病房继续治疗。转出后患者复查 CT（图 70）可见双肺炎症较前吸收。

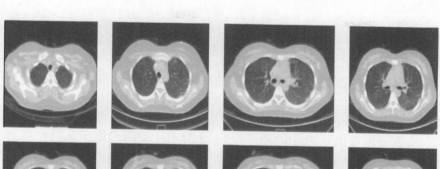

图70　转出 ICU 时胸部 CT 影像

病例分析

　　肺部感染是一种临床常见的重症感染性疾病。血液恶性肿瘤患者化疗后肺部感染发生率为 30% ~ 40%，病情发展迅速，病死率非常高，发生率与感染严重程度与化疗后 WBC 有关，有研究显示，化疗后感染 63.7% 以革兰阴性杆菌感染为主，感染严重者混合感染较多见，临床表现常不典型，不易形成局部化脓病灶，常规抗菌治疗效果差。由于患者机体免疫功能缺陷，且常有多系统功能紊乱，早期确诊难，细菌培养阳性率低，病死率高。因此，治疗上需采用强有力的广谱抗生素最初经验治疗选用的抗生素应尽量针对和覆盖可能的病原体，如果延迟使用足够的抗生素治疗，容易诱导细菌耐药，增加治疗难度及病死率。细菌培养的目的是为了确认临床诊断和为其后改用窄谱抗生素提供依据。

　　本例患者青年女性，噬血细胞综合征明确，化疗后出骨髓抑制，免疫功能障碍，继发重症肺炎，呼吸衰竭，初期给予患者联合

笔记

161

抗细菌（G＋、G－）、抗病毒、抗真菌治疗，完善病原学检查后确认患者同时存在病毒、细菌、卡氏肺孢子菌感染，前期"重拳猛击"全覆盖的抗感染治疗对患者的感染控制起到重要作用，伴随患者感染控制，后期逐渐进行抗生素降级。

本例患者出现典型的感染导致的 ARDS1 临床表现。急性呼吸窘迫综合征（ARDS）是急性呼吸衰竭的常见原因之一，病死率高，以病理生理改变为基础的肺保护性通气是十多年来 ARDS 机械通气的主要进展，保护性通气策略：低潮气量、限压通气策略；最佳呼气末正压通气（PEEP）；肺复张；特别是 2000 年 ARDS Network 的 ARMA 研究结果显示仅有小潮气量（Vt）能够显著降低 ARDS 病死率。ARDS 患者由于病因、病变类型和病变累及范围不同，塌陷肺泡区域大小、分布不同，导致肺的不均一性，患者正常通气肺泡的数量和容积存在显著差异，结合平台压、肺顺应性调节适宜的潮气量，能够减轻肺部炎症反应，进一步减轻肺损伤，与平台压相比，依据肺组织应力和应变设置潮气量的方法可能更为合理。目前 FRC 和跨肺压的床旁监测已成为可能，依据肺组织应力和应变设定潮气量为临床医师提供新的途径。

ARDS 病理改变存在明显的不均一性和重力依赖性，使仰卧位通气患者背底部大量肺泡塌陷，通气减少，而血流量增加。俯卧位通气可改善背底部的通气量，减轻心脏对肺的压迫，有利于分泌物的引流，有助于降低呼吸机相关性肺炎的发病率，并通过改变肺重力依赖区和非重力依赖区的气流分布，使气流在肺内的分布更均匀，研究显示，俯卧位通气后患者氧分压和氧合指数明显上升，给氧浓度可适当下降。ARDS 的柏林定义建议将 ARDS 进行分层治疗，小潮气量通气是应对 ARDS 的共同通气策略，对 OI ≤ 100 mmHg，且 PEEP ≥ 10 cmH$_2$O 的重度 ARDS 患者可实施高 PEEP、俯卧位通气，甚至体外 CO_2 祛除、体外膜肺。

本例患者进行机械通气后氧合改善并不理想，呼吸机支持条件高，氧合指数小于 100 mmHg，遂进行俯卧位通气治疗，每日 10 ~ 12 小时，连续 6 日，监测患者氧合明显改善。

病例点评

免疫抑制状态患者出现重症感染，多为混合型感染，合并多脏器功能障碍的重症感染，在初期建议广覆盖抗感染治疗，病原学检查用于确认感染源及指导降级抗感染治疗。

ARDS 机械通气治疗，不论是潮气量和 PEEP 水平的选择，还是肺复张手法的实施，均需要根据每个 ARDS 患者的肺部病理生理特点，来决定个体化的机械通气设置。

027
重症社区获得性肺炎一例

病历摘要

患者男性，46 岁。主因"咳嗽、咳痰伴发热 1 周，加重 2 天"入院。入院 1 周前大量饮酒后出现呕吐、呛咳，咳大量黄绿色粘痰，体温最高 39 ℃，伴憋气、胸闷，无胸痛、心悸等，查体听诊肺部可闻及湿性啰音，血常规示：WBC $23.7 \times 10^9/L$，GR% 89.8%。胸部 X 线片示双肺炎，先后予达力清、拜复乐、泰能抗感染、雾化、祛痰等治疗。患者病情进一步加重，意识不清、二便失禁，心肌酶水平升高（TnI 0.242 ng/ml，TnT 0.025 ng/ml），血气分析示酸中毒、血钾高（pH 7.25，BE -12.3 mmol/L，K^+ 5.9 mmol/L），血糖高（GLU 22.3 mmol/L），酮体、尿糖阳性、渗透压高，予以碳酸氢钠纠酸、补液纠酮等治疗。患者神志持续未恢复，无创呼吸机辅助通气效果不佳，氧分压小于 60 mmHg，二氧化碳分压大于 115 mmHg，行气管插管后转入 ICU。转入后予泰能联合万迅广谱抗感染，结合 G 试验阳性（358.6 pg/ml）及痰中找到大量丝状真菌，加用威凡联合科塞斯抗真菌治疗。持续呼吸机辅助通气，适当镇静、镇痛，血气 pH 波动于 6.98 ~ 7.25，二氧化碳波动于 80 ~ 115 mmHg，支气管镜检查可见黏膜充血、水肿，大量粘痰，予以可必特、普米克雾化，大剂量沐舒坦化痰，甲强龙抗炎、解痉，爱可松肌松防止呼吸肌疲劳，胸部 X 线片示（图 71）肺部病变逐渐加重，斑片影增多。同时予以控制血糖、补液、纠酮，监测 CVP 7 ~ 15 mmHg，血钾 3.5 ~ 4.5 mmol/L，后复查尿酮体逐渐转阴，血

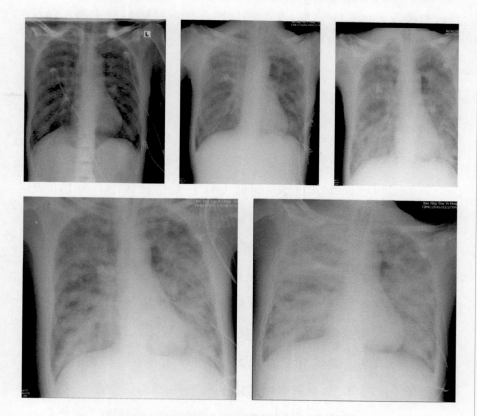

图 71　在院 4 天时间内每日胸部 X 线片变化，
可见肺内斑片絮状影逐渐增多

糖降至正常，给予肠内营养联合静脉补液治疗，通腑。患者感染重，尿量逐渐减少至无尿状态，出现急性肾损伤，给予持续肾替代治疗。患者存在凝血功能异常（PLT 60×10^9/L，PT 11.5 s，APTT 46.8 s），给予对症输注同型新鲜冰冻血浆改善凝血功能。此后患者病情危重，呼吸、循环不能维持，向家属交待病危，患者家属要求自动出院。在院时间共4天。

既往糖尿病10年，规律口服糖适平，未规律监测血糖，家属诉空腹血糖12 ~ 13 mmol/L。吸烟史30年，20支/天，近1年40 ~ 60支/天，饮酒史30年，3 ~ 5两白酒/天。余病史无特殊。

临床诊断："重症肺炎，吸入性肺炎？脓毒症，Ⅱ型呼吸衰竭，肺性脑病，凝血功能异常，2型糖尿病，糖尿病酮症酸中毒，急性肾损伤（KDIGO 3期），高钾血症"。

病例分析

本例患者考虑主要诊断为"社区获得性肺炎"。社区获得性肺炎（community acquired pneumonia，CAP）是指在医院外罹患的感染性肺实质炎症。肺炎支原体和肺炎链球菌是我国成人CAP的重要致病原，其他常见病原体包括流感嗜血杆菌、肺炎衣原体、肺炎克雷伯菌及金黄色葡萄球菌；但铜绿假单胞菌、鲍曼不动杆菌少见。我国社区获得性耐甲氧西林金黄色葡萄球菌（CA. MRSA）肺炎仅有儿童及青少年的少量病例报道。对于特殊人群如高龄或存在基础疾病的患者，肺炎克雷伯菌及大肠埃希菌等革兰阴性菌则更加常见。我国成人CAP患者中病毒检出率为15.0% ~ 34.9%，流感病毒占首位，其他病毒包括副流感病毒、鼻病毒、腺病毒、人偏肺病毒及呼吸道合胞病毒等。

诊断标准

1. 社区发病。

2. 肺炎相关临床表现：（1）新近出现的咳嗽、咳痰或原有呼吸道疾病症状加重，伴或不伴脓痰、胸痛、呼吸困难及咯血；（2）发热；（3）肺实变体征和（或）闻及湿性啰音；（4）外周血白细胞 $>10\times10^9/L$ 或 $<4\times10^9/L$，伴或不伴细胞核左移。

3. 胸部影像学检查显示新出现的斑片状浸润影、叶或段实变影、磨玻璃影或间质性改变，伴或不伴胸腔积液。符合 1、3 及 2 中任何 1 项，并除外肺结核、肺部肿瘤、非感染性肺间质性疾病、肺水肿、肺不张、肺栓塞、肺嗜酸粒细胞浸润症及肺血管炎等后，可建立临床诊断。

重症 CAP 的诊断标准：符合下列 1 项主要标准或 ≥3 项次要标准者可诊断。主要标准：①需要气管插管行机械通气治疗；②脓毒症休克经积极液体复苏后仍需要血管活性药物治疗。次要标准：①呼吸频率 ≥30 次/分；②氧合指数 ≤250 mmHg（1 mmHg = 0.133 kPa）；③多肺叶浸润；④意识障碍和（或）定向障碍；⑤血尿素氮 ≥7.14 mmol/L；⑥收缩压 <90 mmHg 需要积极的液体复苏。

对于需要入住 ICU 的无基础疾病青壮年罹患重症 CAP 的患者，推荐青霉素类/酶抑制剂复合物、三代头孢菌素、厄他培南联合大环内酯类或单用呼吸喹诺酮类静脉治疗，而老年人或有基础病患者推荐联合用药。存在 ARDS 的 CAP 患者气管插管后宜采用小潮气量机械通气（6 ml/kg）。重症 CAP 患者如果合并 ARDS 且常规机械通气不能改善，可以使用体外膜肺氧合（ECMO）。

该患者起病较为迅速，病情进展快，病原学为真菌，在社区获得性肺炎中该病原体较为罕见，此后因病情重最终死亡。

病例点评

患者中年男性，急性病程，进展迅速，符合重症 CAP 诊断标准。患者既往长期大量吸烟、饮酒史，糖尿病伴血糖控制不佳，肺储备功能差、存在感染高危宿主因素，感染控制较为困难，前期经验性泰能联合稳可信广覆盖，待痰中找到真菌后加用抗真菌治疗。诊治该类患者应积极控制血糖水平，纠正酮症酸中毒；抗感染早期即可广覆盖细菌、真菌，早期、足量、足疗程；出现脏器功能衰竭后早期给予脏器功能支持。此外，此类患者二氧化碳潴留明显，有应用 ECMO 指征，若条件允许可积极抗感染的同时应用 ECMO 支持心肺功能。

笔记

028
新型 H1N1 流感病毒、细菌、真菌混合感染所致的重症双肺炎一例

病历摘要

患者女性，38 岁。主因"间断发热伴咳嗽 1 周"急诊入院。患者入院前 1 周发热，体温高峰 39.0℃，伴头晕、头痛，予以抗感染治疗后效果不佳，查白细胞降低，予以抗病毒治疗（某种抗病毒口服液，具体成分不详）效果不佳，以"发热原因待查，肺炎，呼吸衰竭"急诊入院。既往体健。

入院查体：T 37.2 ℃，P 109 次/分，R 34 次/分，BP 124/75 mmHg。神清，精神差。双肺呼吸音粗，可闻及湿啰音。APACHE Ⅱ评分 15 分，死亡风险系数 32.65%。SOFA 4 分。

入院化验：

血常规：WBC 1.72×10^9/L，GR% 68.1%，LY% 26.7%。

生化：ALT 651 U/L，AST 2033.9 U/L，ALB 35.4 g/L，Na^+ 130.5 mmol/L。

血气：pH 7.406，PCO_2 33.30 mmHg，PO_2 50.60 mmHg，Lac 4.1 mmol/L，BE −4.30 mmol/L。

PCT：0.73 ng/ml。

入院影像学检查（图72）：胸部X线片可见双肺多发斑片、索条影。肺部CT可见多发斑片状实变，边缘模糊，其内可见支气管气象。

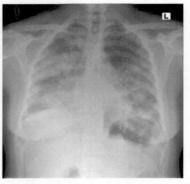

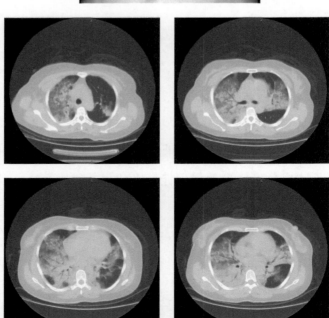

图72　入院胸部X线片及肺部CT表现

入院诊断：重症双肺炎（病毒感染可能性大）、脓毒症、急性呼吸窘迫综合症（重度）、急性肝损伤

入院后抗病毒治疗方面，予达菲 150 mg，bid 治疗，筛查甲型流感病毒阳性，H1N1 阳性，后因 H1N1 转阴，第 29 日调整为可威 75 mg，bid 治疗，复查甲型流感病毒阴性，第 41 日停用抗病毒治疗。抗细菌及真菌治疗方面：入院后给予泰能＋稳可信抗感染治疗，因 G 试验阳性，加用威凡抗真菌治疗，第 4 日因体温、血常规均在正常范围，胸部 X 线片较前好转，抗细菌治疗降级为拉氧头孢。第 7 日患者出现体温、血常规进行性升高，抗生素逐渐升级为泰能＋拜复乐＋稳可信＋威凡治疗，因气管镜下吸取痰标本中培养出鲍曼不动杆菌，第 16 日调整为左氧氟沙星＋替加环素治疗，因监测患者稳可信浓度始终达不到治疗浓度，调整为利奈唑胺抗球菌治疗，三周后停用。后因 GM 试验阳性，第 23 日加用科赛斯治疗，两周后停用。由于出现导管相关性感染（粪肠球菌），第 29 日更换深静脉置管后，加用稳可信抗球菌治疗，十天后停用。因血培养出现丝状真菌，毛霉感染不除外，故持续予伏立康唑抗真菌治疗。因痰及胸水检查始终存在鲍曼不动杆菌，根据药敏结果曾间断调整用药，由左氧氟沙星＋替加环素→创成＋替加环素→阿米卡星＋替加环素治疗。

入院第 20 日，复查影像学结果（图 73）：胸部 X 线片可见多发大片状及斑片状密度增高影，内中带较为显著。肺 CT 提示可见多发斑片状磨玻璃密度影及实变，边缘模糊，实变内可见支气管充气征及多发实变内空洞。

入院第 44 日，复查影像学结果（图 74）：肺 CT 见双肺内多发大小不一囊状透亮影，部分融合，双肺可见多发斑片状磨玻璃密度影及实变，边缘模糊，实变内可见支气管充气征。

171

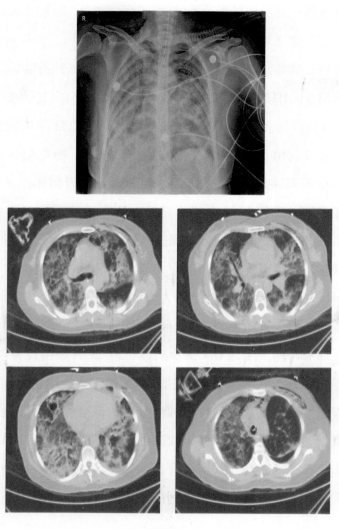

图 73　入院第 20 日胸部 X 线片及肺部 CT 表现

　　呼吸支持方面，患者入院后给予储氧面罩及鼻导管双通路吸氧，但氧合情况难以维持，入院当日予以气管插管接呼吸机辅助通气，采用小潮气量、高水平 PEEP 策略，维持肺泡不塌陷，患者氧合情况曾一度改善，后因感染控制不佳及出现右侧气胸，第 23 日出现氧合情况恶化，伴二氧化碳潴留，经积极闭式引流及抗感染治疗后，患者呼吸功能逐渐恢复，第 38 日成功拔除气管插管（表 6）。

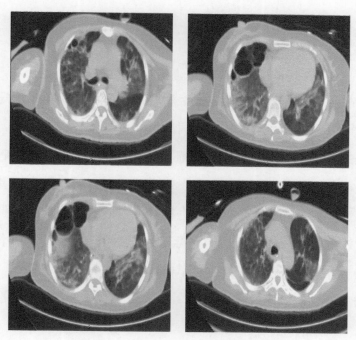

图 74　入院第 44 日肺部 CT 表现

表 6　患者入院后呼吸支持的方式及条件

时间	吸氧条件	PO₂/FiO₂ （mmHg）	PCO₂ （mmHg）	PC （cmH₂O）	PS （cmH₂O）	PEEP （cmH₂O）	RR （bpm）
第 1 日	面罩 + 鼻导管 15 L/min	<100	35	/	/	/	24 ~ 30
第 1 日	P – SIMV	100 ~ 300	30 ~ 42	14 ~ 10	12 ~ 10	18 ~ 10	15 ~ 20
第 7 日	PS、P – SIMV	130 ~ 170	40 ~ 45	10	10	9 ~ 10	19 ~ 35
第 23 日	P – SIMV	60	82	22	22	8	40 ~ 50
	闭式引流						
	P – SIMV	200 ~ 400	40 ~ 63	15	16	3	19 ~ 33
第 38 日	高流量吸氧 45% ~ 35% 40 ~ 60 L/min	280 ~ 500	40 ~ 43	/	/	/	20 ~ 40
第 44 日	储氧面罩 8→3 L/min	400 ~ 500	35 ~ 45	/	/	/	20 ~ 40 → 18 ~ 30

病例分析

　　重症肺炎是临床常见的重症疾病之一，重症患者常伴发呼吸衰竭。病因以感染最为常见，感染病原体多以细菌、病毒为主，近些年感染的病毒主要以甲型流感病毒 H1N1、H3N2、乙型流感病毒多见，人群普遍易感，初期可仅仅表现为流感样症状，部分患者病情进展迅速，甚至危及生命，所以进行早期诊断，识别重症病例，并进行治疗显得尤为重要。而抗病毒治疗通常推荐在发病 48 小时以内开始。合并细菌感染者，应尽早留取标本进行细菌学培养，并联合抗细菌治疗。对于并发症的治疗，也是提高患者存活率的关键因素。

　　本例患者青年女性，急性病程，发病初期未给予足够重视，进行抗病毒治疗效果不佳，1 周后病情迅速恶化，伴发呼吸衰竭，进行气管插管及呼吸机支持治疗。病程初期细菌感染证据不足，但随着病程延长，住院时间延长，长期机械通气、留置深静脉置管，病程中继发细菌及真菌感染，根据药敏结果多次调整抗感染治疗。病程中多次复查肺部 CT，由于患者肺部病变严重，受损范围大，且合并肺大疱、肺间质改变，导致患者肺顺应性差，机械通气过程中并发气胸，经积极闭式引流后好转。病程后期感染得以控制、呼吸功能恢复，逐渐抗生素降级、成功脱机拔管。虽然该病例的最终治疗结果是成功的，但是仍留给我们很多值得思考的地方。

　　首先，对于重症感染患者，早期治疗进行过早的降阶梯治疗，是否合适，早期的广覆盖、重锤猛击的治疗策略对于重症患者仍然是首选的抗感染治疗方案。对于没有条件进行短期内脱机拔管的患者，病程中绝大多数会并发细菌感染，那么联合抗感染治疗方案将不可避免，及时留取病原学送检，尤其是深部标本送检，会指导我们临床医师抗感染方案的制订。另外，对于严重病毒感染的患者，早期进行规范、足疗程的抗病毒治疗，或许会利于控制病情进展。

其次，对于急性呼吸窘迫综合征（ARDS），它是由于实质细胞损伤导致的以进行性低氧血症、呼吸窘迫为特征的临床综合征。病因可以多种多样，包括直接肺损伤因素（严重肺部感染、误吸、肺挫伤等）和间接肺损伤因素（脓毒症、休克、急性重症胰腺炎、大量输血等）两大类，严重感染时 ARDS 发病率可高达 25%~50%。ARDS 的特征性病理变化为毛细血管内皮细胞与肺泡上皮细胞屏障的通透性增高，肺泡与肺间质内积聚大量的水肿液，形成弥漫性肺泡损伤，但两肺弥漫受累呈不均一性，这可能是导致该类患者易并发气压伤的原因。机械通气是 ARDS 患者重要的支持手段，但其本身又可以造成或加重肺损伤，就是我们常说的呼吸机相关性肺损伤，是机械通气常见的并发症。大致原因主要为两方面：①局部肺泡容积过大造成肺泡过渡膨胀，导致肺泡内压力与胸腔内压力差过高，使过渡膨胀的肺泡及肺泡壁毛细血管损伤；②周期性肺泡反复塌陷和复张，不同时间常数的肺泡在通气期间、呼气期原来充张的肺泡塌陷和吸气时塌陷的肺泡突然复张产生剪切力可造成细支气管、肺泡或肺毛细血管内皮细胞和上皮细胞损伤。治疗过程中我们通常遵循小潮气量、最佳 PEEP 的治疗原则进行，但尽管这样，仍不能避免气压伤的发生，这提示我们诊疗过程中，需更多的关注患者的平台压、跨肺压、肺顺应性等反应压力的指标，呼吸力学的床旁监测将必不可少。

另外，本例患者合并有肝功能损伤，这可能是加重 ARDS 的原因之一，因为大约90%的功能性单核细胞、巨噬细胞存在于肝脏，主要为 Kupffer 细胞，能够充分清除从肠道进入循环的毒素和细菌，故肝功能损伤时毒素和细菌可越过肝脏进入体循环，诱导或加重肺损伤，同时 Kupffe 细胞受内毒素刺激时，释放大量炎性介质，进入循环加重肺损伤。治疗过程中，应用多种抗生素，也加重了患者肝脏的负担，也是导致患者肝功能恢复不佳的原因之一。

综上，对于重症肺炎并发 ARDS 的患者，治疗要尽早、积极、规范，既要关注治疗效果，也要警惕治疗并发症。

病例点评

对于重症肺炎患者的治疗应注意以下几点：①首先明确感染病原菌，根据感染病原菌进行有针对性的治疗，对于早期的病毒性肺炎，应尽早、规范的抗病毒治疗，对于病程长的患者，常并发细菌感染，需及时留取标本进行鉴定培养，抗生素的应用应有理有据，调整药物治疗的同时，应注意结合患者自身的肝肾功能进行药物的适当调整，不能一概而论，既影响药效的发挥，也可能会加重患者的脏器损伤。还应注意用药的疗程，过长的用药周期，可能带来相应的副作用。②同时注意评估患者病情严重程度，对于合并呼吸衰竭的患者，必要时积极脏器支持治疗，如气管插管后机械通气，对于严重患者可采取俯卧位通气策略，需严密评估患者气道压力情况，警惕治疗带来的进一步损伤。

029
重症甲型流感，双肺炎，急性呼吸窘迫综合征一例

病历摘要

患者女性，38岁，65 kg。主因"间断发热伴咳嗽一周"入院。

患者1周前无明显诱因出现发热，体温最高39.0 ℃，伴头晕、头痛，予头孢类抗生素治疗后效果不佳。血常规提示白细胞降低，给予更昔洛韦抗病毒治疗后无明显效果。并逐渐出现呼吸窘迫，血气氧合指数65。既往体健，从事家政服务工作，曾行3次剖宫产手术。无食物、药物过敏史，无类似家属病史。急诊入院。

入院查体： T 37.2 ℃，P 109 次/分，R 34 次/分，BP 124/75 mmHg。神清，精神差。双肺呼吸音粗，可闻及湿啰音，APACHE Ⅱ评分15分，预期死亡率32.65%；SOFA评分4分。

化验检查： 血常规：WBC 1.72×10^9/L，GR% 68.1%，LY%

笔记

26.7%。生化：ALT 651 U/L，AST 2033.9 U/L，ALB 35.4 g/L，Na 130.5 mmol/L。DIC 初筛：APTT 40.00 s，FDP 12.40 mg/L，D-Dimer 4.00 mg/L。血气：pH 7.406，PCO_2 33.30 mmHg，PO_2 50.60 mmHg，Lac 4.1 mmol/L，BE −4.30 mmol/L。降钙素原（PCT）：0.73 ng/ml。血氨：57 μmol/L。

入院当日胸部 CT 如图 75 所示。

诊断：重症双肺炎（病毒感染可能性大）、脓毒症、急性呼吸窘迫综合征（重度）、急性肝损伤、低钙血症、低钠血症。

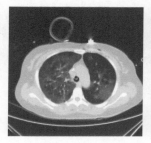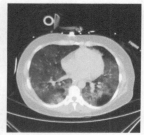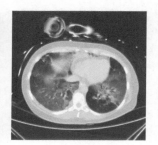

图 75　胸部 CT（入院当日）

诊疗经过

入院后因怀疑病毒性肺炎，且正值流感季节，故抢先给予奥司他韦 150 mg，bid 口服抗病毒治疗，同时给予莫西沙星联合阿奇霉素抗细菌治疗。入院后立即行床旁支气管镜检查，并进行支气管肺泡灌洗。镜下可见气道黏膜水肿，可见少量黏膜下出血点，气道内可吸出大量血水样分泌物。1 天后灌洗液检测结果回报：甲型流感病毒（H1N1）核酸检测阳性，确诊为重症甲型流感病例，合并肺炎，ARDS，继续应用奥司他韦治疗。持续气管插管接呼吸机辅助通气，V-SIMV 模式，吸入氧浓度最高 100%，PEEP 最高 16 cmH_2O，目标潮气量 400 ml，气道峰压控制在 35 cmH_2O 以下，监测平台压 25 cmH_2O。

入院后 1 周，病情未见明显好转。入院第 7 天复查 CT，双肺病变较前有所加重，氧合指数＜150，肺复张效果不佳。血常规白细胞总数逐渐上升，最高达 19.37×10^9/L，体温维持在 37.8～39.3 ℃。痰涂片提示 G＋球菌，及鲍曼不动杆菌，调整抗细菌治疗为亚胺培南西司他丁钠 0.5 g，q6h，联合左旋氧氟沙星 0.5 g，qd 及万古霉素 1.0 g，q12h 抗细菌治疗，奥司他韦剂量维持不变。入院第 9 天，复查支气管肺泡灌洗液甲型流感病毒（H1N1）核酸检测仍为阳性，继续应用奥司他韦 150 mg，bid 抗病毒治疗。入院第 2 周～第 3 周，患者体温高峰逐渐下降，伴有白细胞总数下降。呼吸机条件逐渐下调至：吸入氧浓度最高 70%，PEEP 12 cmH$_2$O，气道峰压可控制在 35 cmH$_2$O 以下，监测平台压 28 cmH$_2$O，氧合指数维持在 200 mmHg。入院第 19 天，再次复查支气管镜，行肺泡灌洗，灌洗液甲型流感病毒核酸检测转为阴性，将奥司他韦减量至 75 mg，bid。入院第 24 天，痰培养回报为多重耐药的肺炎克雷伯菌，将抗生素调整为头孢哌酮舒巴坦钠 3 g，q8h 联合硫酸阿米卡星 800 mg，qd 抗细菌治疗。患者 GM 试验阳性，且具备深部侵袭性真菌感染的宿主因素，故加用伏立康唑 200 mg，q12h 抢先抗真菌治疗。入院第 26 天，患者突发呼吸频率增快，伴大汗，脉氧饱和度下降，听诊右肺呼吸音低，右侧颈胸部可触及皮下气肿，复查 CT 提示右侧大面积气胸，急行右侧胸腔闭式引流，后病情趋于平稳（图 76）。

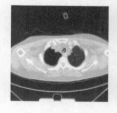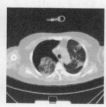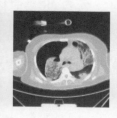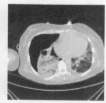

图 76　胸部 CT（入院第 26 天，示右侧大面积气胸）

至入院第 40 天，患者呼吸功能逐渐好转，氧合指数可达 250 ~ 300，拔除气管插管，过渡至经鼻高流量吸氧，同时停用奥司他韦，继续应用抗细菌治疗。患者入院第 49 天后转入普通病房继续治疗。

病例分析

流行性感冒（以下简称流感）是由流感病毒引起的一种急性呼吸道传染病，在世界范围内引起暴发和流行。

流感起病急，虽然大多为自限性，但部分因出现肺炎等并发症可发展至重症流感，少数重症病例病情进展快，可因急性呼吸窘迫综合征（ARDS）和（或）多脏器衰竭而死亡。重症流感主要发生在老年人、年幼儿童、孕产妇或有慢性基础疾病者等高危人群，亦可发生在一般人群。

近年来，冬季我国南北方省份流感活动水平上升较快。全国流感监测结果显示，流感样病例就诊百分比和流感病毒检测阳性率均呈逐年上升趋势。

为进一步规范和加强流感的临床管理，减少重症流感发生、降低病死率，国家卫生健康委员会在 2018 年更新了《流行性感冒诊疗方案》，对流感的流行病学特征、诊断及治疗做出了规范性的指导意见。提出以下人群感染流感病毒，较易发展为重症病例，应给予高度重视，尽早（发病 48 小时内）给予抗病毒药物治疗，进行流感病毒核酸检测及其他必要检查。

1. 年龄 <5 岁的儿童（年龄 <2 岁更易发生严重并发症）；

2. 年龄 ≥65 岁的老年人；

3. 伴有以下疾病或状况者：慢性呼吸系统疾病、心血管系统疾病（高血压除外）、肾病、肝病、血液系统疾病、神经系统及神经肌肉疾病、代谢及内分泌系统疾病、免疫功能抑制（包括应用免疫抑制剂或 HIV 感染等致免疫功能低下）；

4. 肥胖者［体重指数（body mass index，BMI）大于 30，BMI＝体重（kg）/身高（m^2）］；

5. 妊娠期妇女。

流感病例诊断标准：

有一般流感的临床表现，并具有以下一种或以上病原学检测结果阳性：

1. 流感病毒核酸检测阳性（可采用 real‑time RT‑PCR 和 RT‑PCR 方法）。

2. 流感病毒分离培养阳性。

3. 急性期和恢复期双份血清的流感病毒特异性 IgG 抗体水平呈 4 倍或 4 倍以上升高。

当出现以下情况之一者为重症病例：

1. 持续高热＞3 天，伴有剧烈咳嗽，咳脓痰、血痰，或胸痛；

2. 呼吸频率快，呼吸困难，口唇发绀；

3. 神志改变：反应迟钝、嗜睡、躁动、惊厥等；

4. 严重呕吐、腹泻，出现脱水表现；

5. 合并肺炎；

6. 原有基础疾病明显加重。

针对重症流感病例的治疗，在早期明确诊断的基础上，应及早（48 h 以内）开始抗病毒治疗。常用抗流感病毒用药有：

1. 奥司他韦：成人剂量每次 75 mg，每日 2 次，疗程 5 天，重症病例剂量可加倍，疗程可延长。肾功能不全者要根据肾功能调整剂量。1 岁及以上年龄的儿童应根据体重给药：体重不足 15 kg 者，给予 30 mg，每日 2 次；体重 15～23 kg 者，给予 45 mg，每日 2 次；

体重 23～40 kg 者，给予 60 mg，每日 2 次；体重大于 40 kg 者，给予 75 mg，每日 2 次。对于吞咽胶囊有困难的儿童，可选用奥司他韦颗粒剂。对用药过程中无效或病情加重的患者，要注意是否出现耐药。

2. 扎那米韦：适用于成人及 7 岁以上青少年，用法：每日 2 次，间隔 12 小时；每次 10 mg（分两次吸入）。但吸入剂不建议用于重症或有并发症的患者。

3. 帕拉米韦：成人用量为 300～600 mg，小于 30d 新生儿 6 mg/kg，31～90d 婴儿 8 mg/kg，91d～17 岁儿童 10 mg/kg，静脉滴注，每日 1 次，1～5 天，重症病例疗程可适当延长。目前临床应用数据有限，应严密观察不良反应。

除此以外，针对重症病例，应积极治疗原发病，防治并发症，并进行有效的器官功能支持。

1. 如出现低氧血症或呼吸衰竭，应及时给予相应的治疗措施，包括氧疗或机械通气等。

2. 合并休克时给予相应抗休克治疗。

3. 出现其他脏器功能损伤时，给予相应支持治疗。

4. 出现继发感染时，给予相应抗感染治疗。

5. 中西医结合治疗。

此例患者早期诊断重症流感明确，并发 ARDS。住院期间出现院内获得性细菌性肺炎，但经过多器官功能支持，最终病情好转。针对 ARDS 的机械通气治疗应遵循肺保护性通气策略，这部分内容不作为本病例重点讨论内容。

🏥 病例点评

针对流感季节疑似流感病例，应注意与普通感冒病例症状的区别，仔细询问流行病学史，第一时间留取病原学标本，以便及早获得病毒核酸检测结果。如病情危重可抢先试用抗病毒治疗，抗病毒治疗疗程应根据病毒核酸监测结果调整。同时做好隔离和防护措施，避免交叉感染。治疗过程中，应注意识别高危重症患者临床特征，做好器官功能支持和保护，并可采取中西医结合治疗重症流感病例。

030
恶性疟、噬血细胞综合征一例

病历摘要

患者女性，29岁。主因"间断发热12天"入院。

患者入院前12天疑似受凉后出现发热，体温最高41℃，伴纳差，无畏寒、寒战，无咳嗽、咳痰，无腹痛、腹泻等不适，自服"退热药"效果不佳。入院前9天就诊于当地医院急诊，考虑肺部感染，予左氧氟沙星治疗3天，仍发热，并出现上腹部隐痛，伴恶心、呕吐。遂收入院治疗，完善血常规 WBC 4.8×10^9/L，GR% 60.5%，HGB 91 g/L，PLT 33×10^9/L；胸部 X 线片：双肺下叶散在渗出，邻近胸膜增厚。行骨髓穿刺可见噬血现象。查 EBV 抗体 IgM（＋），EBV - DNA＜检测范围下限；考虑诊断"噬血细胞综合征"可能性大，给予患者丙种球蛋白 10 g/d × 2 天，并给予特治星抗感染治疗 5 天，体温可降至正常，但出现干咳、憋气，同时尿量减少，约 200 ml/天，肌酐升高增至 368.6 μmol/L。为求进一步诊治，患者于入院前 1 天就诊于我院急诊，测体温 37.6 ℃，查血常规示血红蛋白、血小板显著减低，生化示转氨酶升高，血肌酐升高，完善胸部 CT 提示：双肺索条影及实变影，双侧胸腔积液，腹部 CT 提示：肝脾肿大，腹盆腔积液。急诊考虑"噬血细胞综合征？肺炎，急性肾损伤，肝功能异常"，为进一步诊治收入我科。

入院查体： T 36 ℃，P 92 次/分，R 25 次/分，BP 105/64 mmHg。神清，贫血貌，呼吸急促，双下肺可闻及湿啰音。APECHE Ⅱ 评分 18 分，死亡风险系数 42.9%，SOFA 评分：10 分。

化验检查： 血常规：WBC 4.10×10^9/L，GR% 44.7%，HGB 64 g/L，PLT 50×10^9/L；血生化：ALT 71 U/L，AST 71.3 U/L，ALP 110 U/L，GGT 73 U/L，ALB 21.2 g/L，T – BIL 26.00 μmol/L，Cr 569.0 μmol/L，TG 3.58 mmol/L，CHOL 2.68 mmol/L，LDL – C 1.66 mmol/L，K^+ 3.23 mmol/L；血气：pH 7.40，PCO_2 31 mmHg，PO_2 80 mmHg，BE – 4.9 mmol/L，K^+ 3.6 mmol/L，Lac 0.5 mmol/L，FiO_2 60%；DIC 初筛：PT（s）13.60 s，PT（A）71.10%，APTT 38.20 s，AT – Ⅲ 63.6%，Fbg 1.42 g/L，FDP 9.60 mg/L，D – Dimer 3.60 mg/L；铁蛋白 1989 ng/ml；胸部 CT 检查示（图 77）：①双肺索条影及实变影；②双侧胸腔积液；③心腔密度较心肌密度减低，提示贫血可能。腹部 CT 检查示（图 77）：①肝脾肿大；②腹盆腔积液；骨髓细胞学检查：可见噬血现象。

入院诊断： 发热待查，EB 病毒感染相关性噬血细胞综合征？贫血（重度）、血小板减低、急性肾损伤（KDIGO 3 期）、低氧血症、急性肝损伤、凝血功能异常、低蛋白血症、双肺炎。

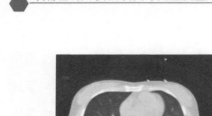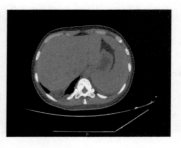

图 77　胸腹部 CT（入院当日）

诊疗经过

患者收入我科后仍有发热，结合其实验室检查提示血细胞三系减少，血甘油三酯升高，纤维蛋白原减低，铁蛋白升高，腹部 CT 提示脾肿大，骨穿可见噬血细胞。根据 HLH – 2004 诊断标准，噬血细胞综合征诊断明确。患者外院查 EB 病毒 IgM 抗体阳性，考虑 EB 病毒相关性噬血细胞综合征可能性大。请血液科会诊，同意噬血细胞综合征诊断，建议予甲强龙 40 mg，iv，q12h 及丙种球蛋白 20 g，qd，ivgtt 治疗，同时完善 EBV – DNA、EBV 分选、女性原发 HLH 蛋白表达、MUNC13 – 4、细胞因子、NK 细胞活性、sCD25 等检查。后结果回报 sCD25 及细胞因子均显著升高，符合噬血细胞综合征诊断，但 EBV 相关检查结果均为阴性。因此考虑此患者继发噬血细胞综合征另有原因。进一步追问病史，患者自述发病前 1 个月曾有尼日利亚、迪拜等地旅游史及蚊虫叮咬病史。遂根据当地流行病学特点，完善相关疾病筛查，结果在患者血液涂片中找到疟原虫且疟原虫血清抗体呈阳性，疟原虫类型检测结果回报为恶性疟。请热带病科会诊，考虑疟疾诊断明确，给予患者蒿甲醚 80 mg q12 共三天，后改为蒿甲醚 80 mg qd + 科泰复 720 mg qd，共六天抗疟治疗。

同时患者入院时多脏器功能受累，入院前出现少尿，血肌酐进行性升高，入院后给予床旁肾替代治疗；患者喘憋明显，入院后氧合指数最低至100，先后给予储氧面罩高流量吸氧及经鼻高流量氧疗；肝功异常，转氨酶升高，给予还原型谷胱甘肽保肝治疗。

经上述针对原发病及继发问题的综合治疗后，患者病情逐渐稳定。疟疾筛查入院九天后转阴，停止抗疟治疗，后多次复查均为阴性；随着疟疾控制，嗜血现象好转，血红蛋白逐渐上升，血小板八天后恢复至正常水平，血甘油三酯、纤维蛋白原、铁蛋白及 sCD25 水平先后恢复至正常水平，甲强龙 40 mg iv q12h 治疗四天后改为地塞米松 10 mg qd 治疗，后逐渐减量，三周后停用，丙种球蛋白 20 g qd 治疗七天停药；入院九天后尿量开始恢复，停用床旁肾替代治疗，肾功能稳定，两周后尿量及血肌酐水平恢复至完全正常水平并维持稳定；氧合逐渐好转，入院一周后无创氧疗条件开始下降，至两周后可完全停止氧疗，氧合良好；肝功近三周基本恢复正常。

患者入院第 18 天后转入普通病房继续治疗，入院第 26 天疾病痊愈出院。

病例分析

噬血细胞综合征（HLH）被认为是一种单核巨噬系统反应性增生的组织细胞病，主要是由于细胞毒杀伤细胞（CTL）及 NK 细胞功能缺陷导致抗原清除障碍，单核巨噬系统接受持续抗原刺激而过渡活化增殖，产生大量炎症细胞因子而导致的一组临床综合征。噬血细胞综合征主要表现为发热、脾大、全血细胞减少、高甘油三酯、低纤维蛋白原、高血清铁蛋白，并可在骨髓、脾脏或淋巴结活检中发现噬血现象。

笔记

　　噬血细胞综合征主要分为原发性（遗传性）及继发性。前者为常染色体隐性遗传或 X 连锁遗传，存在明确基因缺陷或家族史。后者可由感染（主要为 EB 病毒感染）、恶性肿瘤、自身免疫性疾病、药物、获得性免疫缺陷（如移植）等多种因素引起。

　　噬血细胞综合征临床表现多样。家族性噬血细胞综合征发病年龄一般较早，多数发生于 1 岁以内。早期多为发热、肝脾肿大，亦可有皮疹、淋巴结肿大及神经症状。发热多为持续性，亦可自行退热。肝脾肿大明显。皮疹无特征性，多为一过性。约半数患者可有淋巴结肿大。中枢神经系统受累多发生于晚期，可有兴奋性增高、前囟饱满、肌张力改变及抽搐，亦可有局部神经系统体征。肺部可为淋巴细胞或巨噬细胞浸润，与感染鉴别较困难。常见的死因为出血、感染、多脏器功能衰竭及 DIC 等。感染相关性噬血细胞综合征多发生于免疫缺陷患者。常由病毒感染引起，但细菌、真菌、立克次体及原虫感染亦可引起。严重感染可引起强烈的免疫反应，其临床表现为噬血细胞综合征的表现外还存在感染的证据。其他原因继发噬血细胞综合征也均有各自原发病表现。

　　噬血细胞综合征目前缺乏特异性诊断方法。现广泛使用国际组织细胞协会制定的 2004 年诊断标准，满足以下 2 条之一便可建立 HLH 诊断：（1）符合 HLH 的分子诊断：PRF1、UNC13D、Munc18 - 2、Rab27a、STX11、SH2D1A 或 BIRC4 等基因突变； （2）满足以下 8 条中的 5 条诊断标准：①发热；②脾大；③血细胞减少（影响 2 或 3 系外周血细胞）：血红蛋白 < 90 g/L（新生儿：血红蛋白 < 100 g/L），血小板 < 100×10^9/L，中性粒细胞 < 1.0×10^9/L；④高三酰甘油血症和（或）低纤维蛋白原血症：空腹甘油三酯 ≥ 3.0 mmol/L（≥ 2.65 g/L），纤维蛋白原 ≤ 1.5 g/L；⑤骨髓、脾或淋巴结中发现

噬血细胞现象而非恶变证据；⑥NK 细胞活性减低或缺乏（根据当地实验室指标）；⑦铁蛋白≥500 μg/L；⑧可溶性 CD25（sIL－2R）≥2400U/ml。

　　家族性噬血细胞综合征预后差，疾病进展迅速，建议尽早行骨髓移植术。继发性噬血细胞综合征的治疗较为复杂。一方面必须针对原发疾病治疗。在原发病治疗的同时应使用噬血细胞综合征治疗方案来控制病情的发展。目前国际上普遍采用 HLH－2004 方案治疗继发性噬血细胞综合征。HLC2004 方案以地塞米松、依托泊苷及环孢霉素为基础，分为前 8 周的初始治疗期及维持治疗期，另外加以鞘内注射。急性期使用丙种球蛋白有助于缓解病情。

　　此例患者发热超过一周，抗细菌治疗无明显效果，病情加重，后进一步多项检查诊断噬血细胞综合征，根据其年龄及无家族史情况，考虑为继发噬血细胞综合征，继发多见于感染和肿瘤相关，根据患者初期检查曾怀疑 EBV 感染引起，但其后检查排除，经过追问病史，患者曾于发病前一个月前往疫区旅游史，所以进一步排查明确了疟疾（恶性疟）诊断，其后针对原发病（疟疾）及继发噬血细胞综合征治疗，疗效满意，病情恢复快，最终痊愈。而患者病程中出现多脏器功能受累情况并无特异性，无法区分是由疟疾或噬血细胞综合征引起，及时准确的器官功能支持和保护治疗为原发病治疗争取了时间，最终疾病得到治愈。

🩺 病例点评

　　继发性噬血细胞综合征常见病因为感染、实体瘤和血液系统肿瘤、药物、红斑狼疮及免疫缺陷等，故一旦噬血细胞综合征诊断确定，应严格探究潜在疾患。此病例诊治过程中主治医师并未根据患者曾有 EBV－IgM 阳性结果而草率下结论，复查 EBV 相关检查同时积极追问病史并因此发现重要线索，从而最终明确了原发病诊断。其后的治疗效果也表明了疟疾是噬血细胞综合征及其他并发症的根本原因，随着原发病的控制，噬血细胞综合征及受损脏器功能也迅速得到控制并最终恢复健康。

031
年轻恶性疟致多脏衰一例

病历摘要

患者男性，32岁。主因"间断发热7天"于2018-10-17入院。患者入院7天前无明显诱因出现发热，体温最高为42℃，伴畏寒、寒战，头痛，自服感冒药，症状无好转，外院疟疾检查：血涂片可见疟原虫，诊断为疟疾。于2018-10-15至我院就诊热带病门诊，查转氨酶、胆红素升高，氧合差，神志淡漠。疟疾筛查：疟原虫检测阳性，疟原虫涂片可见疟原虫。诊断为"恶性疟疾（脑型），多脏器功能衰竭"，给予蒿甲醚抗疟疾治疗，患者仍高热，近两日出现意识障碍加重，躁动不安，现为进一步诊治收入院。

既往史： 患者2015-6-1至2018-10-1于非洲尼日利亚工作，在当地曾被蚊虫叮咬，未发作疟疾。否认其他慢性病史和外伤手术史。

查体：T 37.0 ℃，P 113 次/分，R 20 次/分，BP 115/63 mmHg。神志不清，呼之可睁眼，急性面容，全身皮肤黏膜黄染，右上肢可见瘀斑，巩膜黄染，全身浅表淋巴结未触及肿大。颈软，无抵抗。双肺呼吸音粗，可闻及明显干湿性啰音，心率 113 次/分，律齐，腹软，肝、脾肋下未触及，移动性浊音阴性，肠鸣音 5 次/分。双下肢无浮肿。

辅助检查：血常规（2018 - 10 - 15，我院）：WBC 5.07×10^9/L，GR% 85.2%，HGB 149 g/L，PLT 17×10^9/L，CRP 182 mg/L。生化 P2 + P3（2018 - 10 - 15，我院）：Cr 212.7 μmol/L，D - BIL 121.23 μmol/L，I - BIL 42.20 μmol/L，ALT 62 U/L，AST 84.2 U/L，Na 135.7 mmol/L，LDH 702 U/L，AG 19.9 mmol/L。血气（2018 - 10 - 15，我院）：pH 7.279，PCO_2 44.40 mmHg，PO_2 93.00 mmHg，血氧饱和度 96.10%，HCO_3^- 20.30 mmol/L，BE - 6.30 mmol/L。疟疾筛查（2018 - 10 - 15，我院）：疟原虫检测阳性，疟原虫涂片可见疟原虫。床旁胸部 X 线片（2018 - 10 - 17，我院）：两肺透过度减低，纹理增重模糊，可见大片模糊影，中内带为著。心影不大，双膈面模糊。提示：双肺病变，炎症？肺水肿？双侧胸腔积液不除外。胸部 CT（2018 - 10 - 17，我院）：双肺炎症可能；双侧腋窝下、双侧肺门及纵隔内多发淋巴结；双侧胸腔积液。

入院诊断：恶性疟（脑型），分布性休克，ARDS（重度），急性肝损伤，急性肾损伤（KDIGO 3 期），代谢性酸中毒，急性心肌损伤，凝血功能异常，贫血（中度），血小板减少，低钾血症，低磷血症，低蛋白血症，胸腔积液（双侧）。

入院后结合患者病史、症状、体征及实验室检查结果，考虑诊断"恶性虐（脑型）、分布性休克，急性呼吸窘迫综合征、急性肝损伤、急性肾损伤、急性心肌损伤、凝血功能异常、贫血（中度）、血小板减少"等诊断基本明确，病情危重，转入 ICU 病房继续治疗。

转入后，针对原发病给予蒿甲醚 80 mg q12h 抗疟、地塞米松 10 mg qd 支持治疗，因不除外感染，同时给予拜复乐 400 mg qd 抗感染治疗，患者体温高峰逐渐下降，复查疟疾筛查阳性，涂片未见疟原虫，白细胞及中性粒细胞百分比下降至正常，遂予以药物减量，转出时蒿甲醚 80 mg qd im、地塞米松 1.5 mg tid 口服治疗，激素逐渐减量，病原学检查未见阳性结果。拜复乐使用 8 天后停用，继续监测感染指标，每日复查疟疾筛查。

针对呼吸方面：转入后脉氧饱和度持续下降，查体双肺满布干湿啰音，给予高流量吸氧仍无法维持脉氧饱和度，2018 - 10 - 18 晨予气管插管，呼吸机辅助通气，后氧饱和度可维持稳定，予以维持出入量负平衡，患者氧合状况好转，逐渐降低呼吸支持条件，于 2018 - 10 - 22 拔除气管插管，继续予面罩吸氧，监测生命体征及血气。

针对循环方面：入室后血压持续呈下降趋势，BNP 高于上限，CVP 升高，TNT、TNI 明显升高，给予去甲肾上腺素持续静脉泵入维持血压，为药物治疗及病情监测，行左锁骨下静脉置管及右股动脉置管，PICCO 提示高心排，外周血管阻力偏低，血管外肺水指数升高，全心舒张末容积指数正常，予以采取限制性补液策略，同时予以血滤加强除水，减轻肺水肿。监测患者血压升高并稳定，PICCO 提示肺水指数下降，循环趋于稳定，逐渐停用血管活性药物。

针对肾功能：入室后少尿，肌酐明显升高，AKI 明确，并伴有肺水肿，予以右颈内静脉置管行 RRT 治疗，控制出入量负平衡并维持酸碱及电解质稳定。后肌酐降至正常，尿量逐渐正常，遂停止RRT治疗。

针对意识障碍：给予丙泊酚联合力月西镇静、芬太尼镇痛，并给予甘露醇脱水治疗，患者神志逐渐转清，可交流，停用镇静药物。

出/凝血方面：入室后明显凝血功能障碍，血小板降低，血红蛋白逐渐下降，予红细胞、血浆及血小板输血支持，复查PT，APTT恢复正常，血小板逐渐恢复正常，血红蛋白维持稳定。

肝功能方面：给予保肝、退黄治疗，复查肝酶及胆红素均明显下降。

其他方面还给予静脉营养支持，后病情好转逐渐过渡至肠内营养，患者意识恢复后，患者经口进食，床旁适当活动，在ICU治疗10天后患者病情稳定，予以转回普通病房继续治疗。

转出时查体： T 37.5 ℃，P 86 次/分，R 17 次/分，BP 112/65 mmHg，神清，精神可，对答切题，查体合作。双侧瞳孔等大等圆，直径约3 mm，对光反射灵敏，全身皮肤及巩膜无黄染，四肢及双侧腹股沟可见散在瘀斑，双肺呼吸音粗，未闻及明显干湿啰音，心率86次/分，律齐，腹软，全腹无压痛、反跳痛及肌紧张，肝、脾肋下未触及，移动性浊音阴性，肠鸣音3次/分，四肢未及水肿，四肢末梢暖。转出时APACHE Ⅱ评分值为7，该患者的死亡风险系数为13.1%。

病例分析

该患者青年男性，有3年在非洲工作，被蚊虫叮咬病史，临床以高热、躁动、意识不清为主要临床表现，血涂片见恶性疟原虫，目前恶性疟（脑型）诊断明确，患者继发出现多脏器功能不全，目前病情危重，需要关注以下几个问题：①积极治疗原发病：蒿甲醚抗疟治疗效果好，为一线治疗药物。②预防和控制继发细菌感染：患者有咳嗽症状，氧合转差，有发热、感染指标升高，胸部 CT 影像学表现不可单纯用疟疾来解释，存在肺水肿，继续完善其他热带病有关检查，排除特殊病原体引起的感染，给予拜复乐抗感染治疗，监测感染指标变化。③患者头痛伴意识障碍，考虑与原发脑型疟疾有关，积极镇静镇痛状态，继续甘露醇降低颅内压治疗，继续监测患者神志动态变化。④针对出凝血功能异常方面：患者血红蛋白呈下降趋势，血小板和纤维蛋白原严重偏低，给予对症补充血小板和纤维蛋白原、凝血酶原复合物，继续动态观察 DIC，血小板，血红蛋白变化，警惕气道、消化道等其他脏器出血。⑤呼吸方面：患者肺 CT 和 PICCO 均提示患者肺水增加，肺水肿，患者脉氧持续下降，早期行气管插管，呼吸机辅助通气，维持氧合，后可酌情减轻吸氧条件。⑥循环方面：应用血管活性药物，小剂量去甲肾上腺素升压治疗，维持血压稳定，患者肺水指数升高，全心舒张末容积指数正常，根据 PICCO 调整除水量，维持循环稳定，减轻间隙水肿，应予出入量负平衡。⑦针对肾功能方面：患者急性肾损伤（KDIGO 3 级），尿量减少，肌酐升高，给予积极血滤治疗，维持酸碱电解质稳定，监测肾功能恢复情况。⑧肝功能方面：患者有急性肝损伤，今日复查肝酶和胆红素较前下降，继续目前保肝治疗，对症补充白蛋白，注意胃肠功能耐受情况。

应注意和以下疾病进行鉴别诊断：①布氏杆菌病：该疾病特征性表现为：发热伴出汗、关节疼痛，神经痛，全身软弱，游走性关节痛，高热但患者神志精神尚可，很少谵妄，有密切接触家畜、野生动物、家畜产品或生活在疫区等典型的流行病学史。该患者无游走性关节痛，无其他流行病学史，故暂不考虑该诊断。②伤寒：在伤寒流行季节（夏秋季）和流行地区出现，主要表现为持续性高热（40～41 ℃），稽留热型，持续1周以上，并出现特殊中毒面容，相对缓脉，皮肤玫瑰疹，肝脾大，血白细胞总数减低，嗜酸性粒细胞减少或消失，肥达反应及骨髓培养阳性。血清学及血培养可以协助诊断。该患者无相对缓慢、玫瑰疹，入院后可行肥达反应及血培养检查进一步明确诊断。③其他发热性疾病：患者无咳嗽，咳痰，可行肺炎支原体、肺炎衣原体等检查明确肺部感染病原体；患者无尿频、尿急、尿痛，注意复查尿常规除外泌尿系感染。

🏥 病例点评

随着中国对外交往、劳务输出和旅游者的大量增加，疟疾这种在我国已经少见的疾病变得越来越常见。本例患者有明确的非洲居住史，蚊虫叮咬史，一旦出现发热，特别是出现高热伴畏寒、寒战，血小板减少，一定要考虑疟疾，一旦出现意识障碍，应考虑恶性疟（脑型），因为恶性疟在非洲非常常见，且中国人易感。而脑型疟死亡风险非常高，容易伴随出现多个脏器功能损伤，更增加了死亡率。对于此类患者，早期诊断，积极抗疟联合激素治疗（蒿甲醚80 mg，地塞米松）早期脱水降颅压联合 RRT 治疗，同时，每日应继续复查疟疾筛查，待疟原虫监测及涂片均阴性后考虑逐渐减停抗疟药物，并定期复查疟疾筛查，警惕疾病复燃。激素逐渐减量。注意此时化验常出现"登革热"抗体阳性，很大可能性为交叉阳性而非真正感染登革热。必要时给予抗生素治疗继发感染。这样早期、积极、联合治疗，才能降低死亡率，改善预后。